D1748865

DERMATOLOGIE UND VENEROLOGIE IN DER SCHWEIZ
EIN HISTORISCHER RÜCKBLICK

DERMATOLOGIE ET VÉNÉRÉOLOGIE EN SUISSE
UN APERÇU HISTORIQUE

AUX EDITIONS ALPHIL

Collection Dessins de presse:
André Harvec, *L'univers d'Harvec*. Delémont, 1996

Collection Histoire, économie et société:
dirigée par Alain Cortat et Laurent Tissot

Alain Cortat, *Condor, cycles, motocycles et construction mécanique, 1890-1980. Innovation, diversification et profits*. Delémont, 1998.

Jean-Daniel Kleisl, *Le patronat de la boîte de montre dans la vallée de Delémont. L'exemple de E. Piquerez SA et de G. Ruedin SA à Bassecourt (1926-1982)*. Delémont, 1999.

Hélène Pasquier, *La « chasse à l'hectolitre ». La Brasserie Mueller, 1885-1953*. Neuchâtel, 2001.

Collection Histoire et société:
dirigée par Alain Cortat

Nicole Malherbe, *Péril vénérien. La lutte contre les maladies sexuellement transmissibles à Lausanne et à Neuchâtel avant l'apparition du sida*. Neuchâtel, 2002.

Raphaëlle Renken-Deshayes, *« Miroir, mon beau miroir... » L'identité féminine définie par un journal de mode. La Mode illustrée : journal de la famille*. Neuchâtel, 2004.

Collection Histoire:
Alain Cortat (éd.), *Histoire de ma vie. Au cœur de l'industrialisation alsacienne et jurassienne. François Xavier Gressot: artisan, contremaître et négociant (1783-1868)*. Neuchâtel, 2002.

Laurent Tissot (éd.), *Construction d'une industrie touristique aux 19e et 20e siècles. Perspectives internationales. Development of a Tourist Industry in the 19th and 20th Centuries. International Perspectives*. Neuchâtel, 2003.

Atelier H (Alain Cortat, Pierre-Yves Donzé, Gilles Forster, Clément Jeanguenat, Stéphanie Lachat) (éd.), *Ecrire l'histoire en Suisse romande. Essais d'ego-histoire*. Neuchâtel, 2003.

Hors collection
Edgar Frenk (Hrsg.), *Dermatologie und Venerologie in der Schweiz. Ein historischer Rückblick. Dermatologie et vénéréologie en Suisse. Un aperçu historique*. Neuchâtel, 2004.

Edgar Frenk (Hrsg.)

Dermatologie und Venerologie in der Schweiz
Ein historischer Rückblick

Herausgegeben im Auftrag der Schweizerischen Gesellschaft für Dermatologie und Venerologie

Dermatologie et Vénéréologie en Suisse
Un aperçu historique

Ouvrage préparé sur mandat de la Société suisse de dermatologie et vénéréologie

Editions Alphil

Abbildung auf dem Umschlag:

«Porrigo Favosa» (nach Willan R, On cutaneous diseases, London 1808), eine Krankheit bei der J. L. Schönlein, Professor für Innere Medizin in Zürich, 1839 erstmals nachweisen konnte, dass Pilze Hautkrankheiten verursachen können.

© Editions Alphil, 2004
Case postale 5
2002 Neuchâtel 2
Suisse

www.alphil.ch

ISBN 2-940235-08-2

Conception graphique: Teddy Nusbaumer, graphiste, Delémont

Responsable d'édition: Alain Cortat

DIE SGDV DANKT DEN FOLGENDEN FIRMEN FÜR IHRE UNTERSTÜTZUNG:

Gold-Sponsor
    Novartis Pharma, Bern

    Serono Pharma, Zug

Silber-Sponsoren
    Essex Chemie AG, Luzern

    Louis Widmer AG, Zürich

    Spirig Pharma AG, Egerkingen

Bronze-Sponsoren
    Cosmétique active, La Roche Posay, Neuenhof

    Hermal, Boots Healthcare, Egg/Zürich

    Johnson & Johnson Medical, Spreitenbach

    NMS-Bio-Medical SA, Praroman

    Viso Medical, Saint-Blaise

    Waldmann Light Technique, Kuttingen

Autoren

Boschung Urs, Prof. Dr. med., Direktor des Medizinhistorischen Instituts der Universität Bern, Bühlstrasse 26, Postfach, 3000 Bern 9,
e-mail: urs.boschung@mhi.unibe.ch

Braathen Lasse R., Prof. Dr. med., Direktor/Chefarzt, Dermatologische Klinik und Poliklinik, Inselspital, 3010 Bern,
e-mail: lasse.r.braathen@insel.ch

Brand Christoph U., Privatdozent, Dr. med., Chefarzt, Dermatologische Abteilung des Kantonsspitals, 6000 Luzern 16,
e-mail: christoph.brand@ksl.ch

Burg Günter, Prof. Dr. med., Direktor der Dermatologischen Klinik, Universitätsspital, Gloriastrasse 31, 8091 Zürich, e-mail: g.burg@usz.ch

Carrozza Patrizia, Dr. med., Servizio di dermatologia, Ospedale regionale Bellinzona e Valli, 6501 Bellinzona, e-mail: dr.carrozza@bluewin.ch

Eichmann Alfred, Prof. Dr. med., Spital Zollikerberg, Trichtenhauserstrasse 20, 8125 Zollikon,
e-mail: Alfred.Eichmann@hin.ch

Frenk Edgar, Prof. Dr. méd., ancien chef du Service de dermatologie de Lausanne, Rue du Pont 3, 1820 Montreux,
e-mail: edgarfrenk@bluewin.ch

Geiges Michael, Dr. med., Oberarzt, Konservator Moulagenmuseum, Dermatologische Klinik, Universitätsspital, Gloriastrasse 31, 8091 Zürich, e-mail: geiges@derm.unizh.ch

Gilliet François, Dr. med., Via Camminata 6, 6500 Bellinzona,
e-mail: gilliet@freesurf.ch

Gueissaz Félix, Dr. méd., Président de la SSDV, Av. du 1er Mars 33, 2000 Neuchâtel, e-mail: felix.gueissaz@net2000.ch

Harms Monika, privat-docent, Dr. méd., chemin de la Réserve 11, 1222 Vésenaz, e-mail: Monika.Harms@bluewin.ch

Hunziker Nicole, Dr. méd., rue Dr-Alfred-Vincent 23, 1201 Genève

Itin Peter, Prof. Dr. med., Dermatologische Abteilung, Kantonsspital, 5000 Aarau, e-mail: peter.itin@ksa.ch

Laugier Paul, Prof. Dr. méd., ancien chef de la Clinique de dermatologie de Genève, av. de Champel 53, 1206 Genève

Lautenschlager Stephan, Privatdozent, Dr. med., Chefarzt, Dermatologisches Ambulatorium des Triemlispitals, Hermann Greulich-Strasse 70, 8004 Zürich, e-mail: stephan.lautenschlager@triemli.stzh.ch

Mainetti Carlo, Dr. med., Servizio di dermatologia, Ospedale regionale Bellinzona e Valli, 6500 Bellinzona, e-mail: info@carlomainetti.ch

Rufli Theo, Prof. Dr. med., Vorsteher der Dermatologischen Universitätsklinik, Kantonsspital, 4031 Basel, e-mail: trufli@uhbs.ch

Yawalkar Nikhil, Dr. med., Dermatologische Klinik und Poliklinik, Inselspital, 3010 Bern, e-mail: nikhil.yawalkar@insel.ch

PRÉFACE

La Société suisse de dermatologie et de syphiligraphie (Société suisse de dermatologie et vénéréologie dès 1917) fut fondée le 24 avril 1913 à la Clinique de dermatologie de l'Hôpital cantonal de Genève. Nonante ans après, le 24 avril 2003, se déroula à Nyon une réunion de formation continue des cliniques de dermatologie de Genève et de Lausanne. A cette occasion, il a paru opportun au comité de la SSDV de profiter de cette étape pour préparer un aperçu de l'histoire de la dermatologie suisse, de ses centres de formation et de recherche et de l'histoire de la Société. En tant que président de la SSDV, je suis heureux que cet ouvrage collectif ait pu se réaliser et j'aimerais remercier le professeur Edgar Frenk, sous la direction duquel ce projet a pu voir le jour, ainsi que tous les auteurs qui y ont participé.

En 1913, les dermatologues avaient ressenti le besoin de se réunir pour discuter de problèmes scientifiques et corporatifs. Ils réalisaient que pour être reconnus il fallait s'unir et former une société et pour progresser il fallait créer une structure permettant d'échanger et de communiquer.

Nonante ans après, notre spécialité doit s'adapter à l'augmentation importante des connaissances médicales et à des changements structurels de notre pays, en particulier dans le domaine des assurances sociales. Dans ce monde de réglementation, la défense des intérêts, tant de la spécialité, que des dermatologues praticiens, est devenue une obligation.

Félix Gueissaz,
Président de la SSDV

Vorwort

Die Schweizerische Gesellschaft für Dermatologie und Syphiligraphie (seit 1917: Schweizerische Gesellschaft für Dermatologie und Venerologie) wurde am 24. April 1913 in der dermatologischen Klinik des Kantonsspitals Genf gegründet. Genau 90 Jahre später fand am 24. April 2003 in Nyon ein Fortbildungstag der dermatologischen Kliniken von Genf und Lausanne statt. Für den Vorstand der SGDV war dieser Anlass ein Grund, auf die Geschichte der Schweizer Dermatologie, ihrer Ausbildungs- und Forschungszentren und auch auf die Geschichte unserer Gesellschaft zurückzublicken und sie zusammenfassend darzustellen. Als Präsident unserer Gesellschaft freue ich mich, dass dieses Gemeinschaftswerk realisiert werden konnte. Herrn Professor Edgar Frenk, unter dessen Obhut dieses Projekt entstanden ist, sowie allen Autoren, die daran mitgewirkt haben, möchte ich hier bestens danken.

Die Schweizer Dermatologen empfanden 1913 das Bedürfnis sich zu versammeln, um über wissenschaftliche und korporative Fragen diskutieren zu können. Sie waren sich bewusst, dass sie sich in einer Gesellschaft vereinigen mussten, die als Plattform für den Austausch von Informationen diente und den Berufsstand nach aussen vertreten konnte.

Heute, 90 Jahre später, muss sich unser Fach anpassen, sowohl an die rasch wachsenden neuen medizinischen Kenntnisse als auch an die strukturellen Veränderungen unseres Landes, besonders im Bereich der Sozialversicherungen. In unserer Welt von Reglementierungen ist die Verteidigung unserer Interessen eine Verpflichtung.

Félix Gueissaz
Präsident der SGDV

PREFAZIONE

La Società Svizzera di Dermatologia e Sifilografia (dal 1917 Società Svizzera di Dermatologia e Venereologia) fu fondata il 24 aprile 1913 alla clinica dermatologica dell'Ospedale Cantonale di Ginevra. Novant'anni dopo, il 24 aprile 2003, si è svolta a Nyon una riunione di formazione continua organizzata dalle cliniche dermatologiche di Ginevra e di Losanna. Nell'ambito di quest'incontro il comitato della SSDV ha ritenuto opportuno cogliere questo anniversario quale occasione per gettare uno sguardo sulla storia della dermatologia svizzera con i suoi centri di formazione e di ricerca, e sulla storia della Società stessa. Quale presidente della SSDV sono felice che quest'opera collettiva abbia potuto essere realizzata e ringrazio particolarmente il Professore Edgar Frenk che ha messo in opera questo progetto, e gli autori che vi hanno collaborato.

Nel 1913, i dermatologi svizzeri avevano sentito il bisogno di riunirsi per discutere di problemi scientifici e corporativi. Avevano capito che per essere riconosciuti bisognava unirsi in una società e che per progredire bisognava creare una struttura che permettesse loro lo scambio e la comunicazione.

Novant'anni dopo la nostra specialità deve adattarsi all'aumento importante delle conoscenze mediche e ai cambiamenti delle strutture del nostro paese, in particolare nel campo delle assicurazioni sociali. In questo mondo di regolamentazione, l'esistenza della nostra Società permette di difendere meglio gli interessi della specialità e dei dermatologi stessi.

Felix Gueissaz
Presidente SSDV

Prefaziun

La Societed Svizzra da Dermatologia e da Siphiligraphia (Societed Svizzra da Dermatologia e da Venerologia daspö 1917) füt fundeda ils 24 avrigl 1913 a la clinica da dermatologia da l'ospidel chantunel da Ginevra. Nonaint'ans pü tard, ils 24 avrigl 2003, ho gieu lö a Nyon üna reuniun da perfecziunamaint ulteriur da las clinicas da dermatologia da Ginevra e Losanna. A quist'occasiun ho la suprastanza da la SSDV chatto favuraivel da profiter da quist mumaint per der ün sguard sü l'istorgia da la dermatologia svizzra, ils centers da furmaziun e da retschercha e sü l'istorgia da la societed. Scu president da la SSDV sun eau cuntaint cha quista lavur collectiva as ho lascho realiser ed eau vuless ingrazcher a sar professer Edgar Frenk, suot la direcziun dal quel quist proget ais gnieu realiso, ed eir a tuot ils auturs chi haun participo landervi.

L'an 1913 haun ils dermatologs resentieu il bsögn da's reunir per discuter da problems scientifics e corporativs. Els haun realiso cha, per esser arcuntschieus, faiva dabsögn da's unir et furmer una societed e per fer progress dad avair üna structura chi permetta ün barat d'ideas ed üna buna comunicaziun.

Nonaint'ans pü tard nossa specialited stu as adapter a l'augmaint important da las cugnuschentschas medicinelas e a las adaptaziuns da las structuras da nos pajais, specielmaing in resguard a las sgüraunzas socielas. In quist muond plain da reglamaints, ais dvanto la defaisa dals interess da la specialited scu eir dals dermatologs pratichands üna necessited.

Félix Gueissaz,
president da la SSDV

DERMATOLOGIE UND VENEROLOGIE IM 18. UND 19. JAHRHUNDERT

DIE ANFÄNGE DER DERMATOLOGIE UND VENEROLOGIE IM 18. UND 19. JAHRHUNDERT, EIN KURZER ÜBERBLICK

EDGAR FRENK

In der abendländischen Medizin entstanden eigenständige medizinisch-chirurgische Fachbereiche vorerst zaghaft im 18. Jahrhundert und dann vor allem im 19. Jahrhundert. Dies führte zu einer grundlegenden Veränderung der Heilkunde, die sich vorher im wesentlichen in die grossen Gebiete Medizin, Chirurgie und Geburtshilfe aufgeteilt hatte. Die Aufsplitterung in spezielle Fachgebiete war bedingt durch die fortschreitende Erweiterung der wissenschaftlichen Kenntnisse, die Erfindung neuer diagnostisch oder therapeutisch anwendbarer Techniken, sowie wahrscheinlich auch durch die Verstädterung, die durch Bevölkerungskonzentrationen ein jeweils genügend grosses Krankengut für das entsprechende Spezialgebiet sicherstellte.

Obschon Haut- und Geschlechtskrankheiten seit jeher vorkamen und manchmal auch mehr oder weniger erfolgreich behandelt wurden, gab es bis zum Beginn des 18. Jahrhunderts keine Versuche diese Krankheiten umfassend zu ordnen und zu beschreiben. Als erstes «modernes» dermatologisches Lehrbuch wird im allgemeinen die von Josef Plenck (1733-1807) im Jahre 1776 veröffentlichte Doctrina de Morbis Cutaneis angesehen. Plenck absolvierte sein Medizinstudium in Wien nach Beendigung einer Lehre als Chirurg. Er wurde dann rasch zu einem erfolgreichen Autor medizinischer Lehrbücher. Im Jahre 1766 veröffentlichte er eines über venerische Krankheiten, gefolgt von solchen über alle möglichen Gebiete, wie Ophthalmologie, Geburtshilfe, Pharmakologie, Kinderheilkunde usw. Sein originellstes Werk war aber sicher jenes über Hautkrankheiten. Er versuchte darin diese nicht wie damals üblich entsprechend des befallenen Körperteils zu ordnen, sondern gemäss dem klinisch sichtbaren Erscheinungsbild der Hautveränderung. Die Hautkrankheiten wurden in 14 Klassen eingeteilt, davon 10 morphologisch definierte wie Flecke, Pusteln, Blasen usw.; zusätzlich wurden Wunden, Infektionen, Haar- und Nagelerkrankungen aufgeführt.

Andere, im selben Jahrhundert publizierte, zum Teil in recht farbigem Stil geschriebene frühere Lehrbücher von Daniel Turner (1667-1740), Jean Astruc (1684-1766) und Anne-Charles Lorry (1726-1783) gaben im Wesentlichen noch alte, etwas chaotische Konzepte wieder. Plencks grundlegend neues Konzept zur Klassifizierung der Hautkrankheiten wurde einige Jahre nach Erscheinen seines Buches vom Engländer Robert Willan (1757-1812) wesentlich überarbeitet. Willan promovierte 1780 in Edinburg und wurde 1783 an die an der Carey Strasse in London gelegene, karitative Poliklinik gewählt. Obschon seine Tätigkeit allgemein medizinischer Natur war, bestand das Krankengut dort aus besonders vielen dermatologischen Patienten. Die beobachteten Dermatosen wurden aufs Genaueste auf ihr klinisches Aussehen untersucht und entsprechend beschrieben. Davon ausgehend wurde zwischen 1798 und 1808 ein vierteiliges Werk «On Cutaneous Diseases» publiziert. Das Ziel der Arbeit wurde von Willan wie folgt angegeben:

«*1) to fix the sense of the terms employed by proper definitions;*

2) to constitute general divisions or orders of the diseases from leading and particular circumstances in their appearance: to arrange them into distinct genera and to describe at large their specific forms or varieties.

3) to classify and give names to such as have not been hitherto sufficiently distinguished.

4) to specify the mode of treatment for each disease.»

Willan behielt von Plencks 14 Klassen von Krankheiten nur deren 6 bei, fügte aber zusätzlich Exantheme und Knoten hinzu. Die 119 von ihm individualisierten Krankheiten wurden auf Grund feiner Unterschiede der elementaren Hautveränderung definiert; als zusätzliche diagnostische Kriterien verwendete er deren Verteilung auf der Körperoberfläche und assoziierte Allgemeinsymptome. Sein Schüler Thomas Bateman (1778-1821) verhalf dem Willan'schen Konzept durch konzise, ins Deutsche, Französische und Italienische übersetzte Publikationen zum definitiven Durchbruch: «A Practical Synopsis of Cutaneous Diseases according to the Arrangement of Dr Willan» (1813) und «Delineations of Cutaneous Diseases» (1817).

In Paris wurde das 1607 gegründete Hôpital St.Louis durch ein Dekret von 1801 in eine Anlaufstelle für chronische und ansteckende Krankheiten wie Krätze, Flechten, Skrofeln, chronische Geschwüre und Skorbut umgewandelt, Leiden die in den zentralen Pariser Spitälern nicht angenommen wurden. Zum Spitalarzt wurde der 1799 an der Ecole de Santé von Paris promovierte Arzt Jean Louis Alibert (1768-1837) gewählt. Alibert begann das riesige Krankengut eingehend zu studieren und mit viel Begeisterung in Form von klinischen Demonstrationen zu lehren. Sein Erfolg war derart gross, dass diese Demonstrationen bald einmal auf eine ausserhalb der

Spitalgebäude gelegene Bühne verlegt werden mussten. Zwischen 1806 und 1814 wurden dann in einer Folge von Kapiteln die «Descriptions des maladies de la peau» publiziert, mit einer noch stark von Galen inspirierten Klassifizierung, bereichert durch eine neuere aus der Botanik stammende Methodik. Wegen seiner Verpflichtungen am Königshof, übergab Alibert später seine Demonstrationen teilweise seinem Schüler Louis Biett (1781-1840), einem gebürtigen Schweizer, der 1816 auf einer Reise nach England die Konzepte von Willan und Bateman kennen lernte und sie dann auch in Paris lehrte.

In Wien begann Ferdinand von Hebra (1816-1880) im Jahre 1842 am Allgemeinen Krankenhaus Dermatologie zu lehren. Nach Abschluss seiner Medizinstudien, 1841 in Wien, wurde er Assistenzarzt an der von Skoda geleiteten medizinischen Abteilung, wo ihm die von Patienten mit schweren, chronischen Hautkrankheiten belegte Station übertragen wurde, eine meist als Frondienst für junge Assistenten gewertete Aufgabe. Wie Alibert in Paris, nützte er diese Aufgabe, um sich eingehend mit diesen Krankheiten auseinander zu setzen. 1845 wurde er über die Grenzen Wiens hinaus bekannt dank einer Reihe von Artikeln mit dem Titel «Versuch einer auf pathologische Anatomie gegründeten Eintheilung der Hautkrankheiten», die in der Zeitschrift der K. K. Gesellschaft der Aerzte publiziert wurde. Das Werk von Willan und Bateman wurde von ihm meisterhaft weiterentwickelt. Im Besonderen unterschied er zwischen primären und sekundären Effloreszenzen und unterstrich die Bedeutung von deren Verteilung auf der Körperoberfläche. 1849 wurde seine Lehrtätigkeit offiziell anerkannt durch die Errichtung eines Lehrstuhls für Dermatologie; gleichzeitig wurde auch ein solcher für Syphilis errichtet, der Carl Ludwig Sigmund anvertraut wurde. Das von Hebra 1860 publizierte Lehrbuch «Hautkrankheiten» war die Apotheose der klinisch morphologischen Dermatologie. Diese Art der dermatologischen Diagnostik, die für uns heute selbstverständlich ist, war für jene Zeit, die noch weitgehend hippokratischer Humoralpathologie verhaftet war, etwas grundlegend Neues.

Ein Meilenstein in der Entwicklung der Dermatologie und Venerologie des 19. Jahrhunderts war die Entdeckung der ersten Krankheiten verursachenden Mikroorganismen. 1834 konnte Simon François Renucci in der Alibert'schen Klinik die Krätzemilbe regelmässig nachweisen, nachdem er erkannt hatte, dass sich der Erreger ausserhalb der prominenten ekzemartigen Hautveränderungen aufhielt. Er beendete damit einen Jahre dauernden Disput unter den Koryphäen des Faches. 1839 fand Johann Lukas Schönlein (1793-1864), zu jener Zeit Ordinarius für Innere Medizin in Zürich, in den Schuppenkrusten von Favusherden einen später nach ihm benannten Fadenpilz. 1873 entdeckte Gerhard Armauer Hansen (1841-1912) den Leprabazillus. 1880 beschrieb Pasteur im Eiter von Furunkeln kleine, rundlich punktförmige Erreger, die sich oft zu Häufchen ansammelten, und bei Puerperalsepsis solche, die lange Ketten bildeten, die späteren Staphylokokken und Streptokokken.

Die venerischen Krankheiten wurden bis gegen das Ende des 18. Jahrhunderts schlecht verstanden und meist als eine Einheit aufgefasst. 1793 konnte der Chirurg Benjamin Bell (1749-1806) in seinem «Treatise on Gonorrhoea and Lues venera» durch sorgfältige Analyse der klinischen Symptome die Syphilis von der Gonorrhoe trennen. Léon Bassereau (1810-1887) erkannte, dass die vorhandene oder fehlende Induration des Schankers auf zwei verschiedene Krankheiten hinwies, eine klinische Beobachtung, die er durch epidemiologische Befunde untermauerte. Diese vorwiegend klinischen Erkenntnisse konnten dann später durch den Nachweis der entsprechenden Erreger bestätigt werden: 1879 fand Albert Neisser (1855-1916) im eitrigen Sekret von Harnröhren und Augenbindehaut den Erreger der Gonorrhoe, 1889 gelang Augusto Ducrey (1860-1940) in Herden von Ulcus molle der Nachweis der nach ihm benannten Haemophilus Bakterien und 1905 wurde von Fritz Schaudinn (1871-1906) und Erich Hoffmann (1868-1959) der Erreger der Syphilis beschrieben.

Bessere Techniken (Mikrotom von W. His und neue Färbemethoden) ermöglichten ab Mitte des 19. Jahrhunderts wesentliche Fortschritte in der Kenntnis histopathologischer Organveränderungen. Die mikroskopischen Strukturen der Haut und die den Efflorezenzen zu Grunde liegenden Gewebeveränderungen konnten nun eingehend analysiert werden. Der eigentliche Begründer der Histopathologie der Haut war der aus einer wohlhabenden Hamburger Familie stammende Paul Gerson Unna (1850-1929). In seiner Strassburger Doktorarbeit über die Entwicklung der Epidermis und deren Anhangsgebilde verwendete er die neu verfügbaren histologischen Techniken. Anschliessend ging er für ein Jahr nach Wien, wo sein Interesse für die Dermatologie geweckt wurde. 1876 kehrte er nach Hamburg zurück und führte dort vorerst eine Allgemeinpraxis. Wenig später eröffnete er in einem Hamburger Vorort eine kleine dermatologische Klinik, die sich in wenigen Jahren zu einem weltweit bekannten Zentrum für Histopathologie entwickelte. Ab 1886 bot er dort auch ein sechsmonatiges Post-Diplom-Studium auf diesem Spezialgebiet an. Die Krönung seiner Arbeiten war die 1890 veröffentlichte «Histopathologie der Hautkrankheiten». Unna hatte seine ganze Laufbahn auf privater Basis organisiert und erst in seinem 69. Lebensjahr wurde sein Wirken von der Hamburger Universität anerkannt und mit der Ernennung zum Professor gewürdigt.

Die Dermatologie und, meistens mit ihr vereint, die Venerologie (nach damaligem Usus oft etwas restriktiver als Syphiligraphie oder Syphililogie bezeichnet) haben sich im Verlauf der zweiten Hälfte des 19. Jahrhunderts in Europa und auch in Nordamerika als Spezialgebiete der Medizin gut etabliert und durch die Eröffnung von entsprechenden Spezialkliniken und das Errichten von Lehrstühlen verbreitet. Fortschritte im Bereich des Fachgebietes wurden vermehrt in eigenen Zeitschriften publiziert; unter den ältesten heute noch erscheinenden Zeitschriften findet man die folgenden (Gründungsjahr in Klammern; ⟶ Hinweis auf den Namen der heutigen Nachfolgezeitschrift):

- Giornale italiano delle malattie veneree e delle malattie della pelle (1866) ⟶ Giornale italiano di dermatologia e venereologia

- Annales de dermatologie et de syphiligraphie (1868) ⟶ Annales de dermatologie et de vénéréologie

- Archiv für Dermatologie und Syphilis (1869) ⟶ Archives for Dermatological Research

- Journal of Cutaneous and Venereal Diseases (1882) ⟶ Archives of Dermatology

- British Journal of Dermatology (1888)

- Dermatologische Zeitschrift (1893) ⟶ Dermatologica/Dermatology

Entsprechende wissenschaftliche Vereinigungen wurden ebenfalls gegründet: 1869 als erste die New York Dermatology Society, 1885 die Società italiana di dermatologia e syphiligrafia, 1888 die Deutsche Dermatologische Gesellschaft, 1889 die Société française de dermatologie et syphiligraphie und 1890 die Wiener Dermatologische Gesellschaft.

Im Jahre 1889 fand in Paris der erste internationale Kongress für Dermatologie und Syphiligraphie statt, ein Ereignis, das in der Folge alle 3-5 Jahre wiederholt wurde. Am siebten internationalen Kongress in Rom 1912 wurde vorgeschlagen, eine internationale Vereinigung der nationalen dermato-venerologischen Gesellschaften zu gründen, was dann auch zur Gründung unserer schweizerischen Gesellschaft führte.

Übersichtsliteratur

Crissey TJ, Parish LC: The Dermatology and Syphilology of the Nineteenth Century. New York, Praeger Publishers, 1981.

Shelley W B, Shelley E D: A Century of International Dermatological Congresses. Canforth, UK, The Parthenon Publishing Group, 1992.

Tilles G: La Naissance de la Dermatologie (1776-1880). Paris, Roger Dacosta, 1989.

UNIVERSITÄTSKLINIKEN UND – INSTITUTE
CLINIQUES ET INSTITUTS UNIVERSITAIRES

LA CLINIQUE DE DERMATOLOGIE DE GENÈVE

PAUL LAUGIER, NICOLE HUNZIKER, MONIKA HARMS

INTRODUCTION

L'histoire de la Clinique de dermatologie de la Faculté de médecine de Genève, a récemment été décrite dans un livre édité par Wallach et Tilles (1) lors du dernier congrès international à Paris. Le présent travail sera donc consacré en premier lieu à des souvenirs personnels couvrant la deuxième moitié du 20e siècle.

Le premier titulaire de la Chaire de dermatologie de la Faculté de médecine de Genève, fondée en 1876, fut le professeur Hughes Oltramare, qui a été nommé en 1889. Ses travaux portent essentiellement sur la syphilis et son traitement par l'arsenic. Le professeur Charles Du Bois, son élève, lui succéda de 1926 à 1946. Les maladies vénériennes et en particulier la syphilis sont l'objet de nombreuses publications, tant sur le plan clinique et thérapeutique que social: la lutte contre le «péril vénérien» est l'un des premiers soucis de l'époque. Mais ses publications montrent son intérêt tout particulier pour la radiothérapie, les cancers cutanés, le lupus érythémateux: l'un des premiers, il observe la pigmentation réticulée des cuisses due à la chaleur, la dermite des chaufferettes, la pigmentation provoquée par l'application d'eau de Cologne à la bergamote. Il préside à plusieurs reprises la Société suisse de dermatologie et vénéréologie.

LA CLINIQUE AU TEMPS DE WERNER JADASSOHN

Dès 1946 la clinique est dirigée par Werner Jadassohn (fig. 1, p. 38), nommé par appel professeur de dermatologie à la Faculté de médecine de l'Université de Genève et directeur de la Clinique universitaire de dermatologie. Il occupera ces fonctions jusqu'à sa retraite en 1968.

Pendant vingt-deux ans, il poursuivra ses travaux, dont certains sont devenus classiques, il formera des dermatologues avec beaucoup de rigueur et enseignera avec enthousiasme à des générations d'étudiants. Il travaillera en collaboration active et amicale avec ses collègues de l'hôpital, A. Franceschetti, professeur d'ophtalmologie, et D. Klein, professeur de génétique, sur certaines maladies rares dont des kératoses palmo-plantaires (la maladie de Meleda, le syndrome de Richner-Hanhart), l'incontinentia pigmenti (2), l'épidermolyse bulleuse, etc. et avec ses amis les professeurs

M. Sulzberger à San Francisco, K. Landsteiner et M. Chase à New York, O. Braun-Falco à Munich et G. Miescher à Zurich.

Werner Jadassohn est né le 14 octobre 1897 à Berne et mort à Zurich le 12 juin 1973. Il était le fils de Joseph Jadassohn, un des plus grands dermatologues de la fin du 19e siècle et du début du 20e siècle. Il fit toutes ses études dans la Ville fédérale, s'orientant d'abord vers l'urologie pour ne pas suivre la voie de son père. Mais son intérêt et sa passion pour la dermatologie l'emporta. Elève du professeur Bruno Bloch à Zurich, un autre géant de la dermatologie, il s'est consacré, à côté d'études cliniques, à la recherche des problèmes posés dans l'immunité et l'allergie. Son intérêt pour la dermite de contact chez l'homme et l'eczéma expérimental chez le cobaye peut se développer en continuité avec les recherches de son père Joseph sur les tests épicutanés, en 1897.

En 1952, l'une de nous (N.H.) est arrivée à la Clinique de dermatologie de Genève comme étudiante en médecine pour un stage et pour préparer une thèse sous la direction du professeur Werner Jadassohn dont le sujet était l'action de divers parasympatholytiques sur la transpiration. C'est ainsi que je peux essayer de vous faire partager un peu mes observations depuis cette époque jusqu'en 1968, date du départ à la retraite de mon maître.

L'hôpital était sombre et triste (fig. 3, p. 39). La Clinique de dermatologie était située au deuxième étage que nous partagions avec le second service de médecine. Les chambres des malades, d'environ 15 lits, étaient orientées au nord, côté Jura, ainsi personne ne souffrait de la chaleur en été; un long couloir vitré, plein sud, côté Salève, servait de promenoir aux patients hospitalisés, couverts de pansements faits de bandelettes de draps en coton, dont les taches d'argent (compresses de nitrate d'argent et oléate d'argent), de chrysarobine et de goudron persistaient malgré de nombreux lavages! Depuis l'escalier central, un côté était réservé aux femmes, l'autre aux hommes. Il était interdit de fumer dans les chambres, sauf au fumoir, rempli d'une fumée si épaisse que l'on ne pouvait pas lire son journal! Cependant c'est dans le promenoir que le professeur allumait sa pipe et qu'il l'éteignait et la cachait dans sa poche. On pouvait le situer au bruit de ses quintes de toux. Ce qui nous laissait le temps de cacher une éventuelle Primula obconica, entrée par mégarde dans le service, et qui pouvait expliquer la rechute de l'eczéma d'un patient. Cela nous laissait aussi le temps d'enlever nos alliances sous lesquelles pouvaient se cacher des staphylocoques, cause d'infection chez nos malades.

Le bureau du professeur était dans une aile, à côté de la petite salle de cours en gradins et de la bibliothèque, outil de travail extraordinaire, et du secrétariat, le fief de l'indispensable secrétaire Violette que l'on consultait pour connaître l'humeur du patron, celle-ci s'améliorant au cours de la journée! Au 3e étage, sous le toit, quelques chambres mansardées étaient réservées aux pensionnaires, très souvent des étrangers avec des affections cutanées rares et graves: mycosis fongoïde, pemphigus vulgaris, lupus érythémateux aigu, maladie de Degos, etc. Ces patients étaient attirés par la notoriété de notre patron, dans l'espoir de guérir. Une grande chambre était occupée par des enfants, la plupart atteints d'eczéma atopique dont les bras étaient attachés aux barreaux du lit par des gazes élastiques afin de les empêcher de se gratter! On commençait tout juste à utiliser l'acétate d'hydrocortisone en traitement topique à côté du classique tuménol.

La policlinique (fig. 3, p. 39) était au sous-sol, hommes et femmes bien séparés. Du côté hommes régnait l'infirmier Joseph (fig. 2, p. 38). Aucune femme médecin n'avait le droit d'entrer dans une salle d'examen occupée par un homme. Donc il était difficile, pour une femme, de connaître les affections cutanées spécifiquement masculines. Les patients payaient des honoraires quand ils le pouvaient (jamais ni rappels ni poursuites)! Tous les malades nouveaux ou posant un problème à l'assistant étaient vus par le médecin-adjoint, le Dr R. Paillard. Celui-ci nous apprenait à voir, à poser un diagnostic, à établir un traitement, à rédiger les ordonnances. Il nous apprenait à être humble dans notre profession: *«Si nous ne pouvons pas toujours guérir, nous pouvons toujours aider!»*

Quelques années plus tard, nous avons emménagé dans le nouvel hôpital actuel (fig. 5, p. 40), construit sur l'ancien, après avoir occupé de nombreux locaux provisoires. Les grandes baies vitrées, orientées plein sud, transformaient en serres les chambres de nos patients, ce qui était difficilement supportable pour les psoriasis traités par la chrysarobine sous pansements de toile!

Les diaconesses nous ont toujours accompagnées; elles arrivaient à 6 heures du matin hiver comme été et rentraient dans leur maison quand tout était en ordre, vers 8 ou 9 heures du soir. Elles portaient une longue robe bleu foncée. Parmi elles, il y avait les deux Sœurs Marthe, la plus maigre était la sœur chef. Il y avait aussi Sœur Frida qui nous aidait à reconnaître les lésions cutanées et Sœur Gertrude qui mettait de la nourriture de midi de côté pour le soir, au cas où un de ses patients aurait encore une petite faim! C'est seulement après quelques années, que notre attention fut attirée sur les yeux halonés de notre infirmière chef, Sœur Marthe (fig. 2, p. 38), c'est-à-dire une hyperpigmentation des paupières. Sur dix générations, dix membres de la famille en étaient atteints.

Notre chef de laboratoire, le Dr Robert Brun, était un chimiste plein d'idées pratiques qu'il partageait avec le professeur. Il arrivait à les développer et à les appliquer avec succès dans différentes études sur la transpiration, le sébum, le ciment, l'acanthose et les mitoses chez le cobaye, la pigmentation, la désensibilisation. Il régnait sur le laboratoire de chimie où est née une grande partie des travaux expérimentaux. Il a contribué à établir une batterie de tests épicutanés adaptés à la recherche de l'étiologie des eczémas de nos patients de Genève avec une mise à jour régulière suivant nos cas et ceux de la littérature. Le Dr Emile Musso s'occupait, à côté de ses malades privés en ville, des problèmes d'allergies et de médecine interne du service. Il nous a appris à manier les corticostéroïdes per os, nouvel apport thérapeutique à certaines dermatoses. Il a contribué à la mise au point d'un allergène pour déceler l'atopie. Le laboratoire de sérologie (Bordet-Wasserman et VDRL) recevait des échantillons de sang de chaque malade hospitalisé et ambulatoire. Alors que la syphilis primaire et secondaire semblait avoir disparu, nous avons assisté à une recrudescence avec un pic en 1962 puis une nette diminution dès 1965. Pour la première fois, nous avons traité 85 cas de luès primaires et secondaires par une seule cure de pénicilline de 12 millions, soit 600.000 U de pénicilline procaine avec monostéarate d'aluminium, chaque 2e jour. Tous sont devenus séronégatifs. Les contrôles ont pu être faits grâce à l'aide des deux infirmières d'hygiène sociale, le professeur Jadassohn ayant exigé leur engagement au sein de notre service. C'est seulement à cette époque que l'enseignement de la syphilis nous a enfin été révélé, Jadassohn ne donnant pas un cours systématique mais organisant son cours autour d'un malade «*vivant*»!

Le laboratoire de routine (formule sanguine, examens d'urine, etc.), de mycologie et d'histologie était supervisé avec compétence et sévérité par Mme Paulette Gaudin. Chaque soir les préparations histologiques étaient vues par les assistants et discutées par le chef de clinique et le professeur, éventuellement envoyées en pathologie au professeur Rutishauser ou dans les cas à problèmes, à Zurich, Munich, New York ou San Francisco pour un autre avis.

Les travaux de recherche histologiques concernaient principalement l'eczéma du cobaye au niveau de ses tétines (l'épiderme de la tétine étant pratiquement semblable à l'épiderme humain). Les coupes étaient examinées chaque jeudi de 11 à 14 heures par le professeur Jadassohn, le professeur d'histologie Eugène Bujard et l'assistant intéressé qui était la plupart du temps moi-même. Nous avions chacun un microscope et estimions chacun chaque préparation quant à l'acanthose, les spongioses, l'infiltrat avec une échelle d'estimation allant de + à ++++. C'est ainsi que sont nées presque toutes les publications concernant l'eczéma expérimental faites sous l'égide du Fonds national suisse de la recherche scientifique (3).

W. Jadassohn a écrit: «*Ce résultat nous invite à continuer l'étude de l'eczéma expérimental du cobaye pensant qu'il ne s'agit pas de «l'art pour l'art» mais d'expérience de base sans but pratique immédiat mais dicté par les besoins de la clinique.*» Au cours de sa carrière, il a toujours essayé de combler le fossé entre la clinique et la recherche de base.

Enfin, le laboratoire de photographie, que Jadassohn avait exigé à son arrivée à Genève, était indispensable avec, entre autres, Danièle qui était à la fois une bonne technicienne et une artiste. La collection de diverses affections cutanées et préparations histologiques servait pour les cours, les congrès et les démonstrations de malades à la Société suisse de dermatologie et vénéréologie.

Mardi et vendredi à 9 heures commençait la «grande visite», menée par le professeur Jadassohn, accompagné de son indispensable médecin-adjoint et ami, le Dr Roger Paillard, de Sœur Marthe, infirmière-chef, du chef de clinique et des assistants au grand complet. Au pied de chaque lit, les échanges verbaux concernant l'affection du patient se faisaient d'une manière elliptique que seuls les élus pouvaient comprendre, comme par exemple «*tout est dans le livre de Papa*». Etant tout au début de ma formation de dermatologiste, je n'ai pas osé poser de questions! En effet, c'était très périlleux, car on pouvait s'attirer les foudres des chefs. J'ai donc passé des heures à la bibliothèque et c'est seulement après deux semaines que j'ai découvert que le fameux «Papa» n'était pas un américain, mais Joseph Jadassohn. Après la visite, nous, les jeunes assistants, allions nous réfugier dans notre bureau autour d'un casse-croûte bouillon, pain et fromage pour exorciser l'angoisse de la grande visite dans la bonne humeur, ayant une bonne couche de sébum pour faire glisser toute agression (4).

Le premier chef de clinique, le Dr Georges Adé-Damilano, a été suivi par le Dr Michel Golay, tous deux décédés il y a quelques années. Ce dernier avait travaillé plusieurs années en pathologie; son intérêt principal étant l'histologie, il a écrit plusieurs travaux dans ce domaine puis il a ouvert son cabinet en ville. Après son départ, je suis devenue à mon tour chef de clinique, une des premières femmes en Suisse. Je le suis restée jusqu'au départ à la retraite du professeur Jadassohn. Entre-temps j'ai préparé mon travail de privat-docent sur l'eczéma expérimental du cobaye en me référant à celui de l'homme (5). Parmi les assistants ayant préparé leur titre FMH en dermatologie – je ne peux pas tous les citer – certains sont décédés: le Dr Pilotto qui a décrit le *«hair barber's sinus»*, le D^r H, Lozeron, ancien pharmacien qui s'est intéressé aux effets des rayons X et de leur protection chez le cobaye et certaines plantes, le Dr Bisserka Vidmar qui a démontré l'effet de la griséofulvine sur des cultures de Trichophyton et la croissance de différentes graines. Certains sont en retraite: le Dr Roger Adatto qui était un as dans les prescriptions magistrales et qui a réussi à transmettre son enthousiasme pour la dermatologie à son fils Maurice, le Dr Roger Hofer qui s'est occupé d'abord de l'enseignement aux étudiants en créant un atlas photographique avant de se consacrer à son cabinet à la chirurgie dermatologique, le Dr J. Lilla qui a participé à plusieurs travaux à la clinique avant de s'occuper de ses malades privés. Les plus jeunes travaillent encore dans leur cabinet: le Dr U. Schmid, le Dr M. Camenzind, neveu du Dr Roger Paillard, le Dr Bernard Tapernoux et le Dr Alain Bezzola tous deux engagés dans la formation post-graduée au sein de la Société suisse de dermatologie et vénéréologie. Certains dermatologues se sont orientés dans une autre voie, tel que le Dr Alain de Weck qui est devenu professeur d'immunologie à Berne, puis à Pamplune (Espagne) ou le Dr Nicole Grasset qui, après une formation à l'Institut Pasteur, a passé des années en Inde à éradiquer la variole. Des médecins étrangers nous ont apporté un nouveau souffle: le Dr Armando Maggiora, rescapé du siège de Stalingrad, est resté à la clinique jusqu'au départ de Jadassohn; il était chef de clinique étranger et privat-docent, travaillant avec les malades et sur les rayons X. Le Dr Djallali d'Iran, chef de clinique adjoint, est retourné à Téhéran.

Werner Jadassohn nous faisait partager son enthousiasme et ses doutes, se posant sans cesse des questions. Pour établir un diagnostic ou chercher un nouveau traitement, il pouvait démolir la bibliothèque. Il osait dire: «*Je ne sais pas mais demain je le saurai peut-être.*»

Il n'y avait pas de médecin de garde, nous étions responsables jour et nuit de nos malades. Mes enfants connaissent bien le pemphigus vulgaire, car j'ai dû leur expliquer le pourquoi de mes absences nocturnes, appelée auprès d'un Pakistanais atteint de cette maladie et qui malgré la corticothérapie est décédé dans notre service. Nous travaillions le samedi matin. Le patron, habitant près de l'hôpital, venait aussi chaque dimanche matin et le soir restait en liaison téléphonique avec Sœur Marthe. Une ou deux fois par semaine la soirée était consacrée à la correction des travaux jusqu'à l'heure tardive où Madame Jadassohn nous mettait à la porte!

En 1968, à son départ pour la retraite, le professeur Werner Jadassohn a laissé le vide d'un grand patron à la fois sévère et aimant. Il a toujours tenté de joindre la clinique et la recherche. Il a essayé de nous transmettre son sens critique dans la démarche médicale avec honnêteté et humilité envers la maladie, la vie et la mort.

LA CLINIQUE SOUS LA DIRECTION DE PAUL LAUGIER

En 1967, la Faculté de Genève a appelé pour succéder à W. Jadassohn, Paul Laugier, alors titulaire de la chaire de Besançon et doyen de cette Faculté. Pour des raisons matérielles et sociales, il ne peut occuper ce nouveau poste à Genève que le premier octobre 1968. Il conserve dans leurs fonctions les collaborateurs de W. Jadassohn: Nicole Hunziker, Robert Brun, Marino Orusco, Josée Reifers, P. Lozeron, B. Vidmar et la secrétaire Violette Quinche. Une nouvelle infirmière-chef, Claudine Guenin, remplace la diaconesse. Les laboratoires restent sous la haute main de Paulette Gaudin.

A cette époque, la coutume de la «leçon inaugurale» est encore conservée; ce jour-là tous les cours de la Faculté en fête sont suspendus toute la journée (fig. 6, p. 41). La leçon est faite en toge et gants blancs en présence du recteur, du doyen, de la plupart des professeurs et de nombreux professeurs invités de Suisse et de l'étranger. La leçon est publiée in extenso dans la *Tribune de Genève*! Son sujet fut: «La place de la dermatologie dans la médecine actuelle.»

En 1967, le service des lits est déjà à l'emplacement actuel au 4e étage du nouvel hôpital, tandis que la policlinique, le bloc opératoire et les laboratoires sont installés au rez-de-chaussée dans des bâtiments provisoires, provisoire qui durera jusqu'en 1977 où tout sera implanté au 4e étage du grand bâtiment faisant un tout avec le service d'hospitalisation.

L'enseignement est assuré par le professeur, assisté par Nicole Hunziker, successivement médecin associé puis professeur-adjoint, Robert Brun, chef du laboratoire puis chargé de cours et les autres collaborateurs déjà cités. E. Musso s'occupe en particulier de l'allergologie. Une nouvelle assistante nous arrive de Vienne, Monika Harms, son mari vient d'être nommé professeur à l'Université de Genève; elle apprend rapidement la langue française et devient peu à peu un élément essentiel de la clinique. De 1968 à 1971, l'enseignement aux étudiants de deux cours hebdomadaires de quarante-cinq minutes se faisait dans l'inconfortable auditoire de chirurgie, puis au nouvel l'auditoire Marcel Jenny des policliniques. C'est la dermatologie qui y a fait le premier cours de la Faculté le 1er octobre 1977. Chaque semaine, il y a deux grandes visites et le jeudi matin, la consultation par le professeur avec participation des dermatologues de la ville. Les cliniques de Lausanne et de Genève tiennent chaque mois alternativement une réunion avec conférence sur un sujet choisi et présentations de malades. Elles se terminent par un «apéritif» que chacun veut chaque fois plus somptueux!

Louis Olmos et Pierre Chavaz ont apporté leurs compétences en histopathologie cutanée qui tient une grande place, car les cas de la clinique et de la policlinique y sont examinés, mais aussi les biopsies adressées par les dermatologues de la ville et de la France voisine. Les préparations sont effectuées par Mme Paulette Gaudin. La microscopie électronique a été introduite par L. Olmos, l'ultramicrotome ayant été offert par la Société académique de Genève et le microscope électronique par le baron Edmond de Rothschild aux cliniques d'ophtalmologie et de dermatologie, du Département des spécialités. Pierre Chavaz lui succédera. A l'actif du laboratoire d'histologie, il faut relever la description de la pigmentation essentielle labiale (6) dénommée pour la première fois par J. Thivolet de Lyon «Maladie de Laugier-Hunziker», des dermatoses perforantes telles le collagénome perforant (7) décrit par P. Laugier en 1963, l'angiome perforant et le granulome annulaire perforant, ainsi que de celle des granulomes sarcoïdosiques de la syphilis et du deuxième cas mondial de maladie de Hashimoto-Pritzker.

Le laboratoire de sérologie est également très important à une époque où la syphilis est encore florissante. Les examens bactériologiques courants, en particulier pour la gonococcie et la mycologie sont faits à la clinique. La biochimie, l'immunologie sont de la compétence de R. Brun.

De 1968 à 1981, la vie de la clinique est assortie de nombreux évènements, en particulier la participation au Congrès des dermatologistes de langue française en 1969 à Turin, où Paul Laugier est élu président du 14e congrès, qui se tiendra à Genève en juin 1973 avec deux thèmes: vascularites et toxidermies (fig. 7, p. 41). A côté des Suisses et des Français, vingt-quatre pays étaient représentés. Le congrès s'est déroulé au somptueux Centre international de conférences à un prix très avantageux, car nous en étions les tout premiers occupants. Les conseillers d'Etat de la santé et de l'instruction publique, Messieurs Donzé et Chavanne, les ambassadeurs de France à Berne et à l'ONU y ont assisté. Parmi les orateurs, il y avait aussi le jeune J.-H. Saurat, qui fut tout particulièrement remarqué par P. Laugier. Il y eut des présentations de malades à l'Hôpital cantonal et pour clore, un dîner-croisière sur le lac Léman. La participation de Genève aux réunions de la Société française de dermatologie à Paris ou dans ses filiales, aux réunions des sociétés espagnole, italienne, britannique, roumaine, polonaise et bulgare a toujours été assurée. En 1976, P. Laugier fut élu président de la Société française de dermatologie, charge qu'il assurait chaque mois à Paris et à la réunion annuelle de 1976 à Ajaccio. Les congrès suisses de dermatologie se tinrent à Genève en 1972 et 1977 et un colloque de printemps en 1980.

La préparation des divers congrès, mais principalement du Congrès de langue française en 1973 nous occupèrent bien en dehors des heures du service et avec Nicole Hunziker et Marino Orusco nous passions nos soirées à la clinique après un substantiel dîner à la cafétéria du 10e étage. Robert Brun était chargé en particulier des problèmes matériels: organisation des repas, transports des congressistes des hôtels et du lieu des conférences à l'hôpital, dîner-croisière sur le lac, où, en prévision du mauvais temps, des imperméables individuels étaient prévus. Heureusement l'orage et la tempête ne survinrent qu'après le débarquement. Il fallait recevoir et héberger tous les collègues venus de l'Est et sans moyens financiers. Cela fut possible grâce à la générosité des laboratoires pharmaceutiques.

Les liens avec l'OMS, à la tête de laquelle étaient les professeurs Candau et Dorolle, étaient très étroits, essentiellement avec les services s'occupant des M.S.T. et de la lèpre, dirigés par les professeurs Bechelli (Brésil), Kiraly (Hongrie) et Causse (France), qui étaient de fidèles visiteurs de la policlinique le jeudi matin. Le professeur Dorolle fit une brillante conférence sur la variole avant son éradication totale: on la redoutait encore. Parmi les conférenciers invités par la clinique se trouvaient les professeurs Civatte et Touraine de Paris, Thiers, Thivolet, Collomb de Lyon, Basset de Strasbourg, Bazex de Toulouse, Bettley de Londres, Cabré de Madrid, Winkelmann de Rochester, Minn.

Des liens très étroits réunissaient enseignants, assistants, collaborateurs scientifiques et personnel infirmier. Chaque fête nationale (suisse le 1er août et française le 14 juillet), religieuse (Noël en particulier), civile (1er mai) et chaque anniversaire étaient l'occasion de «cérémonies» autour d'un plateau ou d'une coupe de champagne, d'un brin de muguet... Des excursions d'hiver (Avoriaz, Les Gêts, Contamine) et des repas conviviaux à la Ferme de l'Hôpital en particulier réunissaient tous les collaborateurs et permettaient de lier des liens d'amitié. Parmi les élèves, une dame d'âge respectable, mère de six enfants, qui venait de perdre son mari, le

Dr Dubois-Ferrière, personnalité de la ville de Genève, qui recevait à sa table le comte de Clermont, héritier du trône de France. Elle avait fait ses études de médecine mais n'avait pas soutenu sa thèse. Pour obtenir le titre de dermatologue FMH, elle travaille à la clinique avec une ardeur juvénile, remplissant efficacement le rôle d'assistante. Elle put ainsi ouvrir un cabinet en ville, très enthousiaste. Une autre personne tranchait dans cette communauté, M. Philippe, infirmier, spécialiste des ongles mal implantés, aimant manier le calembour mais d'une grande gentillesse; il était pour tous un «factotum». Mme Paulette Gaudin, personne très attachante, compétente et dévouée à la tête des laboratoires d'analyses courantes et d'histopathologie, était vraiment un modèle pour tous, mais il ne fallait surtout pas la qualifier de laborantine!

L'enseignement se fait aussi par les livres et traités. Un manuel est édité en 1973 par P. Laugier et N. Hunziker sous le titre «Cours de dermatologie et vénéréologie»; il englobe l'essentiel des connaissances de notre discipline par le texte et de nombreuses illustrations cliniques et histologiques et a pu être réédité deux fois, la dernière fois en 1980. P. Laugier a en outre écrit le chapitre «Peau sénile» dans le Précis de Gériatrie de Martin et Junot (1973), le chapitre «Traitements des maladies vénériennes» dans le livre: Thérapeutique médicale de J. Fabre (1978), les chapitres «Chancre mou» et «Dermatoses génitales» dans l'Encyclopédie médico-chirurgicale (1980, resp.1981). Il écrit avec R. Burgun, «L'Histoire des maladies vénériennes» dans le Traité d'Histoire de la médecine en huit volumes de 1979 et «La dermatologie dans l'art» en 1977.

La Clinique de dermatologie depuis 1982

Le professeur J.-H. Saurat a été appelé à prendre la Chaire de dermatologie à Genève en 1982 alors qu'il avait 39 ans. Il venait de l'Hôpital Necker-Enfants-Malades de Paris où il a créé l'Unité de dermatologie pédiatrique. Avec un grand élan et une rapidité étonnante, il s'est mis à transformer la clinique avec une conception moderne tout en gardant les grands principes de l'observation clinique minutieuse des anciens. Ainsi, la visite hebdomadaire «au lit du malade» occupe une place importante de son activité clinique et elle est ensuite complétée par une étude détaillée des dossiers. Lors de cette visite, il fait souvent appel aux publications que la plupart des jeunes assistants n'ont pas en tête et à la fin de la matinée, les extraits des références importantes sont déjà placés sur les bureaux par les soins de la secrétaire.

Le jeune professeur, excellent orateur, est invité dans beaucoup de services de l'hôpital pour donner des cours, ce qui est facilité dans l'Hôpital cantonal de Genève où quasi tous les services sont réunis dans le même bâtiment. L'avis du dermatologue est très apprécié et si souvent demandé qu'il a fallu introduire une consultation spécialisée pour les malades hospitalisés dans les autres services, principalement en médecine interne et la dermatologie prend régulièrement part aux colloques hebdomadaires de la médecine interne dans l'auditoire Marcel Jenny, tous les mardis à 8 heures sans exception.

L'enseignement prend une place très importante dans la clinique. Les cours *ex cathedra* sont parmi les mieux notés par les étudiants. Cependant, l'enseignement classique a été remplacé depuis 1999 par l'AMC (Apprentissage en milieu clinique). A côté de la formation de spécialisation en dermatologie, la formation continue tient une grande place dans la clinique. Les divers colloques hebdomadaires sont ouverts aux dermatologues installés et beaucoup de collègues français viennent aussi à Genève. Parmi ces colloques, celui de littérature est très apprécié, car toutes les publications concernant la dermatologie y sont commentées avec un sens critique pointu et avec humour. Lors de son arrivée à Genève J.-H. Saurat a apporté sa collection de bibliographies dermatologiques recueillie depuis le début de sa spécialisation en dermatologie. Sans cesse remise à jour, elle constitue encore aujourd'hui, dans l'ère des données informatiques, un outil incomparable.

Fig. 1. Werner Jadassohn.

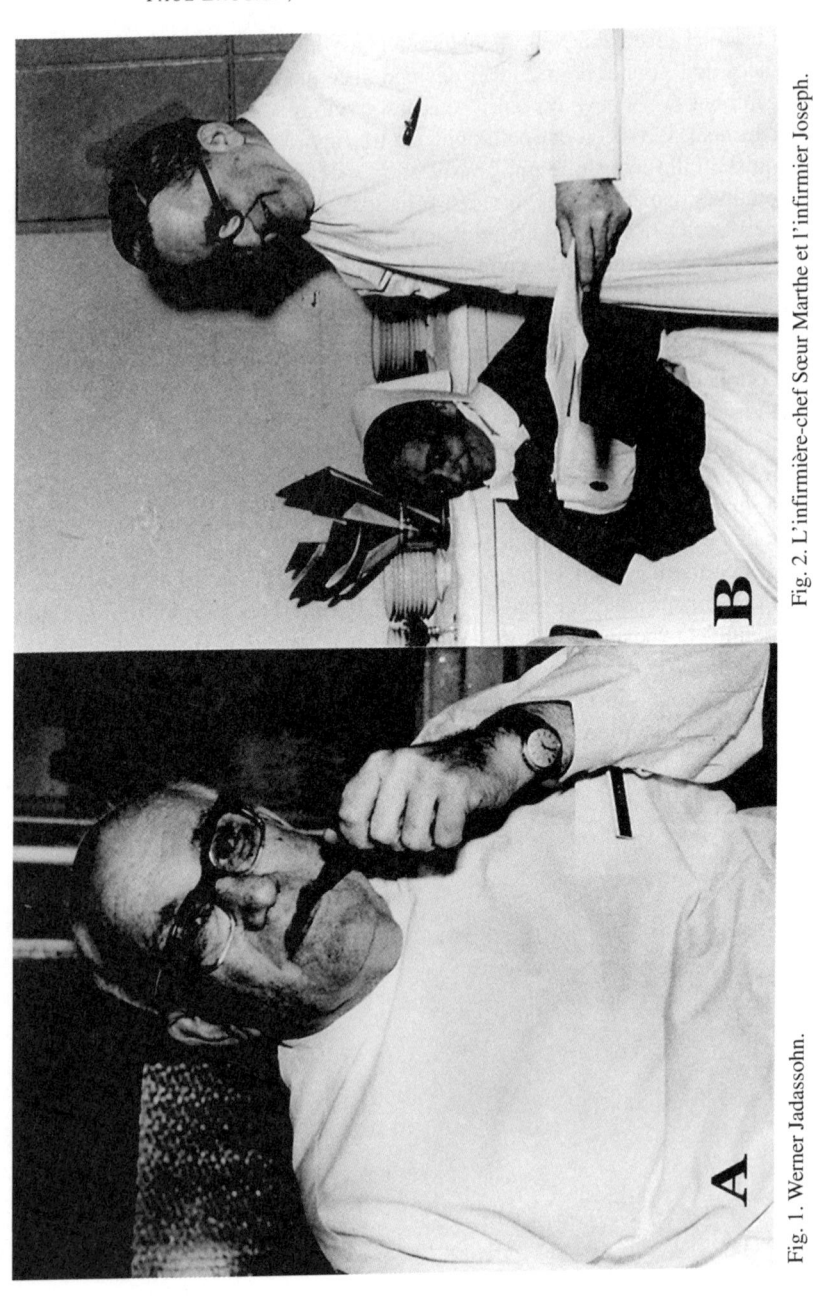

Fig. 2. L'infirmière-chef Sœur Marthe et l'infirmier Joseph.

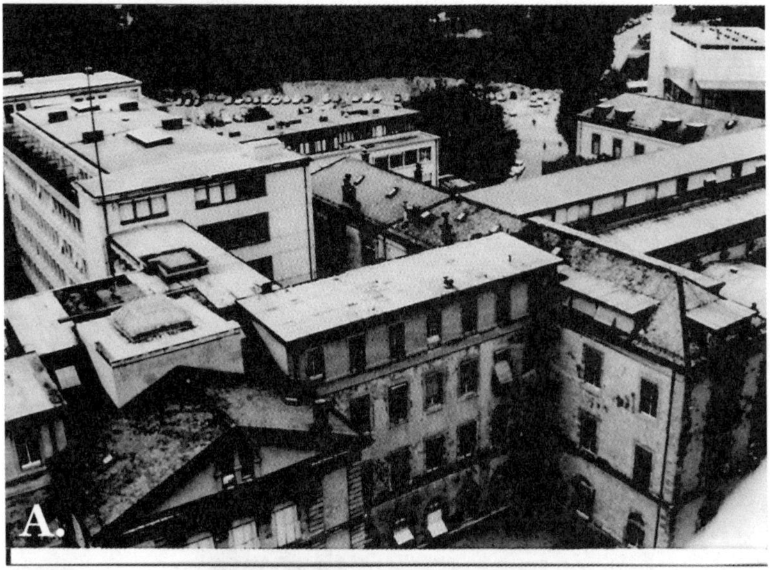

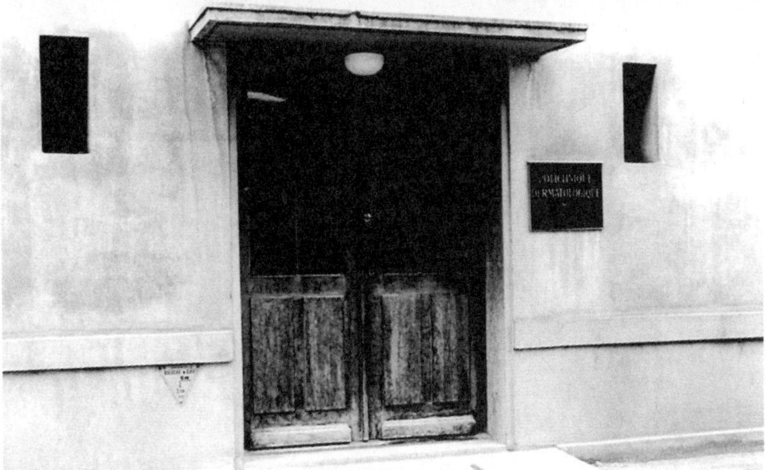

Fig. 3 (A). L'ancien Hôpital cantonal en 1955.
Fig. 4 (B). L'entrée de la Policlinique de dermatologie en 1965.

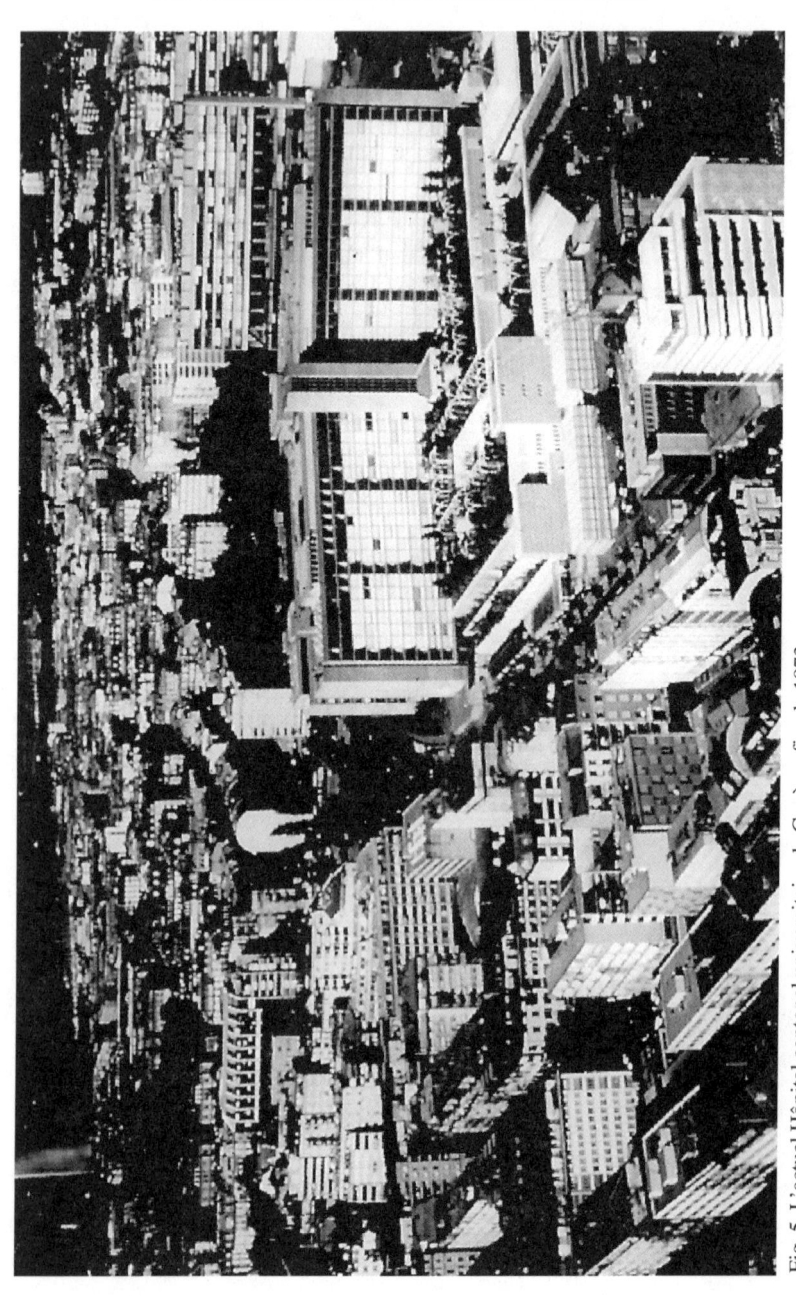

Fig. 5. L'actuel Hôpital cantonal universitaire de Genève, fig. de 1973.

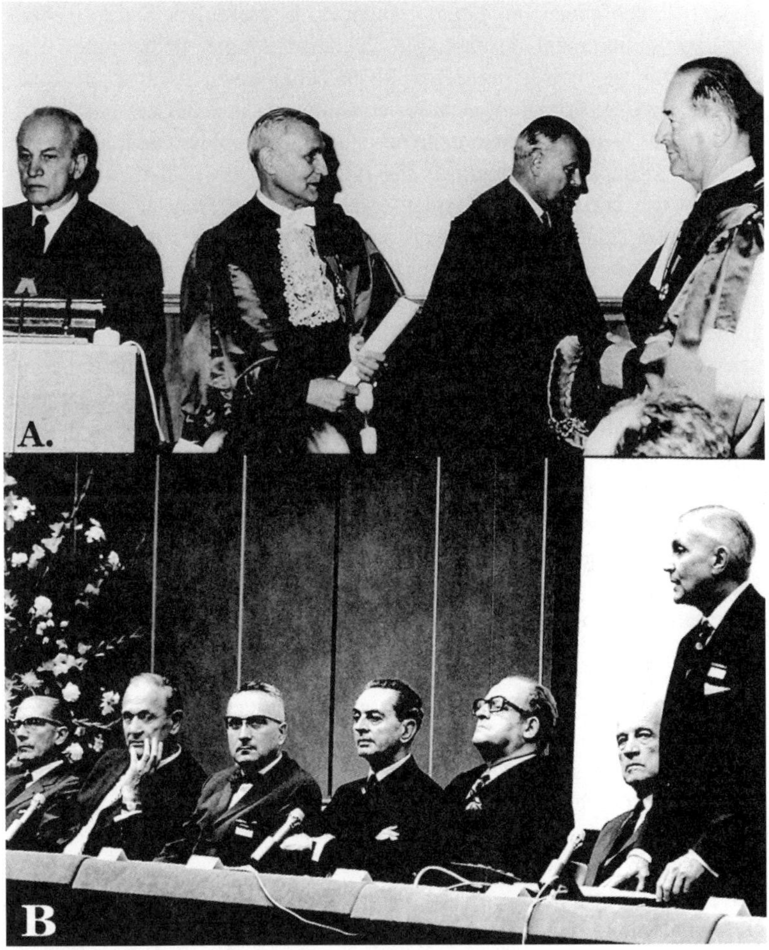

Fig. 6 (A). Leçon inaugurale du professeur Laugier, en présence du professeur Geisendorf, doyen, du professeur Calame et du professeur Oudet, Strasbourg.

Fig. 7 (B). Congrès de la Société des dermatologistes de langue française en 1973 à Genève. De droite à gauche: M. Michel consul général de France, Professeur Schuppli Bâle, Civatte Paris, ambassadeur Dufournier, Conseiller d'Etat Donzé, Doyen Geisendorf, Professeur Laugier.

De nombreux médecins étrangers ont été formés à Genève. Parmi eux, notons ceux qui ont fait toute leur formation à Genève: Robert Feldmann est retourné à Vienne, Elisabet Masgrau s'est installée à Palma de Majorque et Ana Arechalde à Bilbao.

Venant d'un hôpital pour enfants malades, le professeur Saurat désirait tout particulièrement promouvoir la dermatologie pédiatrique. Une consultation spécialisée fut créée, elle est actuellement assurée par Anne-Marie Calza. De nombreuses autres consultations spécialisées ont été initialisées par la suite, comme celle de la dermite atopique, de l'acné, de la vidéomicroscopie, des tumeurs et des lymphomes, des maladies bulleuses ainsi qu'une collaboration dermato-gynécologique. Dans le cadre de la consultation sida, menée au début par Sabine Kinloch puis par Mireille Jeanprêtre, Marc Péchère et Laurence Toutous-Trellu en collaboration avec les infectiologues, d'importantes études cliniques et pharmacologiques ont vu le jour. La consultation d'allergologie cutanée est maintenant nommée consultation d'environnement; elle est séparée de l'allergologie clinique de l'Hôpital cantonal de Genève. Le professeur Conrad Hauser, dermatologue ayant travaillé au NIH et fait sa formation dans la Clinique dermatologique de Genève, en a été nommé chef en 1995. Le développement de la chirurgie dermatologique est considérable. Déjà pendant le professorat de Paul Laugier, Monika Harms, Alain Bezzola et Bernadette Schaer ont contribué à élargir et à perfectionner ce domaine. Denis Salomon, André Skaria, Maurice Adatto ont par la suite continué cette tâche et surtout introduit la microchirurgie des tumeurs cutanées malignes (selon Mohs).

Dans la tendance générale de la gestion des hôpitaux, une diminution du nombre des lits (de 60 à 22) est survenue. En effet, les soins ambulatoires ont été développés et peuvent actuellement remplacer certaines hospitalisations. Ainsi déjà en 1984 un Centre de soins ambulatoires (CSA) a été mis en place à Genève et a pris depuis une grande importance. Y sont effectués par exemple les divers pansements, la surveillance postopératoire, les traitements de psoriasis, les interventions dans le cadre de l'angiologie dermatologique, les traitements intraveineux des tumeurs, du sida et des maladies vénéréologiques, la photophérèse, etc...

Pour J.-H. Saurat, la pratique dermatologique de bon niveau nécessite une bonne compréhension de la biologie fondamentale et la connaissance des progrès de la recherche. Pour ce motif, il a tout de suite orienté le laboratoire existant vers la recherche dermatologique en appelant à Genève sa collaboratrice parisienne, Liliane Didierjean, biologiste, impliquée activement dans le domaine de l'immunopathologie. La possibilité de consacrer une partie de leur activité à la recherche fut proposée à tous les médecins en formation. Un poste de chef de clinique scientifique fut rapidement créé. Il permet de consacrer au moins 80% du temps à la recherche. Ce poste fut principalement occupé par Yves Mérot (par la suite médecin-adjoint et privat-docent à Lausanne), Conrad Hauser (aujourd'hui professeur à la Division d'allergologie clinique à Genève), Luca Borradori (aujourd'hui médecin-adjoint, responsable d'unité à la policlinique), Vincent Piguet (aujourd'hui professeur boursier du Fonds national suisse pour la recherche scientifique). Des locaux, moyens de fonctionnement et personnel technique sont mis à la disposition des chercheurs, facilitant ainsi le développement rapide des projets de recherche. J.-H. Saurat supervise la recherche clinique et étudie particulièrement les effets biologiques des rétinoïdes topiques. Les chercheurs ont le libre choix de leur sujet, à condition qu'il concerne la peau! Les publications issues de cette recherche touchent ainsi presque tous les domaines de la biologie cutanée: la cellule de Merkel, les protéines liant les rétinoïdes, les récepteurs des rétinoïdes, l'auto-immunité cutanée, les hémidesmosomes, les communications intercellulaires, les filaments intermédiaires, les facteurs de régulation et transcription, les mécanismes de la transmission sexuelle du VIH en sont des exemples). La sélection bibliographique 1983-2003 (voir annexe) résume l'activité scientifique de la clinique. L'activité de recherche est aussi illustrée par les titres des thèses d'habilitation des privat-docents: L'isotretinoïne dans le traitement de l'acné (Monika Harms, 1989), Les fonctions immunologiques des cellules de Langerhans dans la peau (Conrad Hauser, 1990), Les canaux intercellulaires – GAP (Denis Salomon, 1997), Hemidesmosomes: role in cell adhesion (Luca Borradori, 1998), FAS – mediated cell death in skin (Lars French,1998), Dermatoscopy of pigmented lesions (Ralph Braun, 2003), HIV and immune evasion (Vincent Piguet, 2003).

Au cours des dernières années, la clinique de Genève a organisé les conférences des sociétés internationales suivantes: European Academy of Dermatology and Venerology en 2000 et European Society for Dermatological Research en 2002.

Annexe: Sélection bibliographique 1983-2003

Modèle de dermatite atopique

«The dermatosis of hairless rats fed a hypomagnesaemic diet. I. Course, clinical features and inhibition by drugs», Ponvert C., Galopping L., Saurat J.-H., Clinical and Experimental Dermatology, 8, 539-547, 1983.

Rétinoides: metabolisme, pharmacologie, études cliniques

«Cellular retinoic acid but not cellular retinol-binding protein is elevated in psoriatic plaques», Siegenthaler G., Saurat J.-H., Hotz R., Camenzind M., Mérot Y., Journal of Investigative Dermatology, 86, 42-45, 1986.

«Loss of retinal-binding properties for plasma retinal-binding protein in normal human epidermis», Siegenthaler G., Saurat J.-H., Journal of Investigative Dermatology, 88, 403-408, 1987.

«Terminal differentiation in cultured human keratinocytes is associated with increased levels of cellular retinoic acid-binding protein», Siegenthaler G., Saurat J.-H., Ponec M., Experimental Cell Research, 178, 114-126, 1988.

«Metabolism of natural retinoids in psoriatic epidermis», Siegenthaler G., Gumowski-Sunek D., Saurat J.-H., Journal of Investigative Dermatology, 95, 47S-48S, 1990.

«Plasma and skin carriers for natural and synthetic retinoids», Siegenthaler G., Saurat J.-H., Archives of Dermatology, 123, 1690a-1692a, 1987.

«Therapy with a synthetic retinoid – (Ro 1670) etretin – increases the cellular retinoic acid-binding protein in non lesional psoriatic skin», Siegenthaler G., Saurat J.-H., Journal of Investigative Dermatology, 87, 122-124, 1986.

«Oral 13-cis retinoic acid is superior to 9-cis retinoic acid in sebosuppression in human beings», Geiger J.-M., Hommel L., Harms M., Saurat J.-H., Journal of the American Academy of Dermatology, 34, 513-515, 1996.

«Sebum Excretion Rate in Subjects Treated with Oral all-trans-Retinoic Acid», Hommel L., Geiger J.-M., Harms M., Saurat J.-H., Dermatology, 193, 127-130, 1996.

«Retinol and retinal metabolism», Siegenthaler G., Saurat J.-H., Ponec M., Biochemical Journal, 268, 371-378, 1990.

«Topical Retinaldehyde on Human Skin: Biologic Effects and Tolerance», Saurat J.-H., Didierjean L., Masgrau E., Piletta P.-A., Jaconi S., Chatellard-Gruaz D., Gumowski D., Masouyé I., Salomon D., Siegenthaler G., Journal of Investigative Dermatology, 103, 770-774, 1994.

«Topical Retinaldehyde Increases Skin Content of Retinoic Acid and Exerts Biologic Activity in Mouse Skin», Didierjean L., Carraux P., Grand D., Sass J.O., Nau H., Saurat J.-H., Journal of Investigative Dermatology, 107, 714-719, 1996.

«Plasma Retinoids after Topical Use of Retinaldehyde on Human Skin», Sass J.O., Masgrau E., Piletta P.-A., Nau H., Saurat J.-H., Skin Pharmacology, 9, 322-326, 1996.

Biologie cellulaire

«Cell-to-cell communication within intact human skin», Salomon D., Saurat J.-H., Meda P., Journal of Clinical Investigative, 82, 248-254, 1988.

«Topography of mammalian connexins in human skin», Salomon D., Masgrau E., Vischer S., Ulrich S., Dupont E., Sappino P., Saurat J.-H., Meda P., Journal of Investigative Dermatology, 103, 240-247, 1994.

Maladie de greffe contre hôte

«Epidermal lesions of the GVHR: evaluation of the role of different MHC and non-MHC and of the Ly-2+ and L3T4 + T lymphocytes», Piguet P.-F., Janin-Mercier A., Vassalli P., Saurat J.-H., Journal of Immunology, 139, 406-410, 1987.

«Graft versus host reaction: Why is it important for the dermatologist?», Saurat J.-H., Dermatologica, 176, 1-5, 1988.

«Lichen-planus-like eruption following bone marrow transplantation: a manifestation of the graft-versus-host disease», Saurat J.-H., Gluckman E., Clinical Experimental Dermatology, 2, 335-344, 1977.

«Graft-versus-host disease in recipients of syngeneic bone marrow», Gluckman E., Devergie A., Sohier J., Saurat J.-H., Lancet, 1, 253-254, 1980.

«Human and murine cutaneous graft-versus-host diseases. Potential models for the study of immunologically mediated skin diseases», Saurat J.-H., Piguet P.-F., British Journal of Dermatology, 111, 213-218, 1984.

Syndrome de Lyell
«Inhibition of toxic epidermal necrolysis by blockade of Cd95 with human intravenous immunoglobulins», Viard I., Wehrli P., Bullani R., Schneider P., Holler N., Salomon D., Hunziker T., Saurat J.-H., Tschopp J., French L.E., Science, 282, 490-492, 1998.

«Intracellular localization of kératinocytes Fas ligand explains lack of cytolytic activity under physiological conditions», Viard-Leveugle I., Bullani R.R., Meda P., Micheau O., Limat A. , Saurat J.-H., Tschopp J., French L.E. , Journal of Biology Chemistry, 278, 16183-16188, 2003.

«Treatment of toxic epidermal necrolysis with high-dose intravenous immunoglobulins: multicenter retrospective analysis of 48 consecutive cases», Prins C., Kerdel F.A., Padilla R.S., Hunziker T., Chimenti S., Viard I., Mauri D.N., Flynn K., Trent J., Margolis D.J., Saurat J.-H., French L.E., Archives of Dermatology, 139, 26-32, 2003.

Maladies bulleuses et jonction dermo-épidermique
«Blistering skin disease in a man after injections of human placental extracts», Saurat J.-H., Didierjean L., Mérot Y., Salomon D., British Medical Journal, 297, 775, 1988.

«Activation of the alternative pathway of complement by skin immune deposite», Schifferli J.A., Steiger G., Polla L., Didierjean L., Saurat J.-H., Journal of Investigative Dermatology, 85, 407-411, 1985.

«Frequency of bullous pemphigoid-like antibodies as detected by western immunoblot analysis in pruritic dermatoses», Rieckhoff-Cantoni L., Bernard P., Didierjean L., Imhof K., Kinloch-de-Loës S., Saurat J.-H., Archives of Dermatology, 128, 791-794, 1992.

«Bullous pemphigoid associated with acute graft-versus-host disease after allogenic bone marrow transplantation», Delbaldo C., Rieckhoff-Cantoni L., Helg C., Saurat J.-H., Bone Marrow Transplantation, 10, 377-379, 1992.

«Interaction of the bullous pemphigoid antigen 1 (BP230) and desmoplakine with intermediate filaments is mediated by distinct sequences within their COOH terminus», Fontao L., Favre B., Riou S., Geerts D., Jaunin F., Saurat J.-H., Green K.J., Sonnenberg A., Borradori L., Molecular Biology of the Cell, 14, 1978-1992, 2003.

«The hemidesmosomal protein bullous pemphigoid antigen 1 and the integrin beta 4 subunit bind to ERBIN. Molecular cloning of multiple alternative splice variants of ERBIN and analysis of their tissue expression», Favre B., Fontao L., Koster J., Shafaatian R., Jaunin F., Saurat J.-H., Sonnenberg A., Borradori L., Journal of Biology Chemistry, 276, 32427-32436, 2001.

«IgG autoantibodies from bullous pemphigoid patients recognize multiple antigenic reactive sites located predominantly within the B and C subdomains of the COOH-terminus of BP230.», Skaria M., Jaunin F., Hunziker T., Riou S., Schumann H., Bruckner-Tuderman L., Hertl M., Bernard P, Saurat J.-H., Favre B., Borradori L., Journal of Investigative Dermatology, 114, 998-1004, 2000.

«IgG autoantibodies from bullous pemphigoid (BP) patients bind antigenic sites on both the extracellular and the intracellular domains of the BP antigen 180», Perriard J., Jaunin F., Favre B., Budinger L., Hertl M., Saurat J.-H., Borradori L., Journal of Investigative Dermatology, 112, 141-147, 1999.

Immunologie

«Dendritic cells containing apoptotic melanoma cells prime human CD8+ T cells for efficient tumor cell lysis», Jenne L., Arrighi J.F., Jonuleit H., Saurat J.-H., Hauser C., Cancer Research, 60, 4446-4452, 2000.

«A common precursor for CD4+ T cells producing IL-2 or IL-4», Rocken M., Saurat J.-H., Hauser C., Journal of Immunology, 148, 1031-1036, 1992.

«Central role for TCR/CD3 ligation in the differentiation of CD4+ T cells toward A Th1 or Th2 functional phenotype», Rocken M., Muller K.M., Saurat J.-H., Muller I., Louis J.A., Cerottini J.C., Hauser C., Journal of Immunology, 148, 47-54, 1992.

Divers

«Ichtyose en confetti», Camenzind M., Harms M., Chavaz P., Saurat J.-H., Annales de dermatologie et de vénéréologie, 111, 675-676, 1984.

«Papular-purpuric «gloves and socks» syndrome», Harms M., Feldmann R., Saurat J.-H., Journal of the American Academy of Dermatology, 23, 850-854, 1990.

«The risk of HIV transmission by screened blood», Kinloch S., Perrin L., Hirschel B., New England Journal of Medicine, 334, 992, 1996.

Bibliographie

1) Laugier P., Saurat J.H.: La Dermatologie à Genève. In: Wallach D., Tilles G. (ed.), La Dermatologie en France, Editions Privat Paris, 2002.

2) Franceschetti A., Jadassohn W.: Dermatologica 1954; 108: 1-28.

3) Jadassohn W., Brun R., Hunziker N.: Dermatologica 1959; 119:186-195 et Jadassohn W.: Acta allergol 1960; suppl.VII: 185-190.

4) Hunziker N., Brun R.: A propos du rôle protecteur de la couche sébacée. Dermatologica 1956; 113: 288-291.

5) Hunziker N.: Experimental studies on guinea pig's eczema. Springer Verlag New York, 1969.

6) Laugier P., Hunziker N.: Arch Belg dermatol 1970: 391-399.

7) Laugier P.: Bull Soc française dermatol 1963; 90:29-36.

LE SERVICE DE DERMATOLOGIE ET DE VÉNÉRÉOLOGIE DU CENTRE HOSPITALIER UNIVERSITAIRE VAUDOIS LAUSANNE

EDGAR FRENK

INTRODUCTION

L'Université de Lausanne est issue de l'Académie de Lausanne, créée en 1537 par les autorités bernoises à la suite de la conquête du Pays de Vaud et destinée à la formation des pasteurs de l'Eglise réformée, nouvellement instituée. Après l'effondrement des anciennes structures de la Confédération helvétique, précipité par l'invasion de la Suisse par les troupes de Napoléon en 1798, le Pays de Vaud est devenu en 1803 un canton souverain. En 1837 l'Académie de Lausanne a été sécularisée, puis successivement complétée par des Facultés de droit, de philosophie et des sciences. Cette transformation a été achevée en 1890 par la création d'une Faculté de médecine.

Dans le dernier quart du 19e siècle, l'Etat de Vaud a aussi construit les deux premiers établissements publics destinés spécifiquement aux soins aux malades: l'Asile d'aliénés de Cery (1873) et l'Hôpital cantonal (1883), qui disposaient ensemble d'un millier de lits.

Auparavant le Pays de Vaud avait été doté d'hospices destinés à l'hébergement des «pauvres»: indigents, délinquants, pèlerins, infirmes et malades. A Lausanne, le premier Grand-Hôpital (Hospitale pauperum Christi Beate Marie Virginis Lausannensis) a été construit entre 1277 et 1279 par l'Evêque Guillaume de Champvent en remplacement de l'Hospice Saint-Jean datant du 11e siècle (22). En outre, il existait des hospices régionaux se trouvant souvent le long des grands axes routiers et, jusqu'au XVIIIe siècle, des léproseries qui hébergeaient lépreux et probablement aussi d'autres patients atteints de maladies de la peau.

Au 19e siècle, l'impact social important des maladies vénériennes a été reconnu un peu partout en Europe; des institutions de soins et des organisations engagées dans la lutte anti-vénérienne ont été créées aussi en Suisse romande (18). A Lausanne, l'introduction d'un enseignement universitaire des maladies vénériennes et cutanées figure déjà dans le premier règlement adopté en 1891 par la nouvelle Faculté de médecine (22). Il en découlait la nécessité de créer un service hospitalier spécialisé correspondant. Le fait que les maladies vénériennes soient mentionnées en premier dans ce règlement souligne les inquiétudes des autorités sanitaires publiques de l'époque face à ces maladies.

Avant la création de la Faculté de médecine, Lausanne et le Pays de Vaud ont déjà eu des personnalités faisant des contributions marquantes à la médecine et en particulier à celle du 18e siècle (22). Le Bernois Albrecht von Haller (1708-1777) a préparé entre 1757 et 1766, alors qu'il était directeur des Salines de Bex et vice-bailli d'Aigle, les quatre volumes d'un de ses ouvrages principaux, les «Elementa physiologiae corporis humani», tous publiés à Lausanne. Un autre innovateur était le chirurgien Jean-André Venel (1740-1791). En 1778 il a fondé à Yverdon la première école suisse de sages-femmes. Par la suite, il s'est tourné vers l'orthopédie et après une formation complémentaire en anatomie et orthopédie a Montpellier, il a ouvert en 1780 à Orbe une clinique spécialisée en orthopédie, une première mondiale.

Le médecin le plus connu à cette époque a certainement été Auguste Tissot (1728-1797). Après avoir accompli ses études à Montpellier, il a été nommé, en 1751, médecin des pauvres à Lausanne. En 1754 il a publié son premier livre destiné à la population du Pays de Vaud: «L'inoculation justifiée», un texte en faveur de cette méthode de prévention de la variole. Son livre le plus répandu a certainement été «L'avis au peuple sur sa santé» paru en 1761; il a été réédité sept fois en cinq ans et traduit en six langues. Tissot s'est ainsi acquis une renommée internationale et il est consulté par les classes aisées de toute l'Europe, le plus souvent par lettre. Cette activité lui permet de publier «De la santé des gens de lettres» en 1768, et l'«Essai sur les maladies des gens du monde» en 1770. De 1781 à 1783 il est professeur de médecine pratique à Pavie. En 1783 il retourne à Lausanne où il rédige son «Essai sur les moyens de perfectionner les études de médecine», un rapport sur les tâches de l'Hôpital de Lausanne, destiné aux autorités de Berne et il prépare un manuscrit «De la police de la médecine» où il exprime des idées d'avant-garde sur l'hygiène. Tissot a ainsi fait tout au long de sa vie des contributions importantes à la médecine sociale et préventive et à la réforme des hôpitaux et de l'enseignement de la médecine.

La dermato-vénéréologie lausannoise est née en 1891 avec la nomination du Dr Emile Dind (fig. A, p. 57 et tabl. 1, p. 51) en tant que titulaire de la chaire des maladies vénériennes et cutanées et, l'année suivante, chef du service hospitalier spécialisé dans ce domaine.

Nous tracerons l'histoire de ce service en nous fondant sur les travaux publiés et les quelques documents que nous avons pu trouver dans les Archives de l'Etat de Vaud, ainsi que dans celles de la Faculté de médecine et de l'Hôpital universitaire. De brèves notices biographiques des titulaires successifs de la chaire de dermatologie et de vénéréologie sont résumées dans le tableau 1; elles sont extraites du *Dictionnaire des professeurs de l'Université de Lausanne* (21) et contiennent aussi quelques références bibliographiques complémentaires.

TABLEAU 1

NOTICES BIOGRAPHIQUES DES PROFESSEURS-CHEFS DE SERVICE DE LA CLINIQUE UNIVERSITAIRE DE DERMATOLOGIE ET DE VÉNÉRÉOLOGIE DE LAUSANNE 1891-2003.

Emile DIND, 1855-1932, de Saint-Cièrges, VD (9).

Etudes de médecine à Berne, Tübingen et Vienne. Médecin cantonal 1885-1892. Professeur et chef de service pour maladies vénériennes et cutanées 1891-1925, doyen de la Faculté de médecine 1896-1898, Recteur de l'Université 1904-1906. Orientation principale de l'activité médicale: maladies vénériennes, santé publique. Activités politiques: conseiller communal de Lausanne 1897-1905, membre du Grand Conseil du canton de Vaud 1901-1921 et du Conseil des Etats à Berne 1917–1931.

Edwin RAMEL, 1895-1941, de Château-d'Oex, VD (15).

Etudes de médecine à Lausanne, formation en dermatologie et vénéréologie à Zurich. Professeur et chef de service 1925-1941, doyen de la Faculté de médecine 1936-1938. Orientation principale de l'activité médicale: tuberculose.

Lucien PAUTRIER, 1876-1959, citoyen français (17).

Professeur de dermatologie à Strasbourg 1919-1942 et 1945-1946. Professeur et chef de service à Lausanne 1942-1945.

Hubert JAEGER, 1892-1977, d'Auboranges, FR.

Etudes de médecine à Genève, formation en dermatologie et vénéréologie à Zurich. Professeur et chef de service 1946-1957.Orientation principale de l'activité médicale: vénéréologie, eczéma de contact, histologie du système nerveux cutané.

Jean DELACRETAZ, 1920 - , de La Praz et Yvonand, VD (5).

Etudes de médecine à Lausanne, formation en dermatologie et vénéréologie à Lausanne. Professeur et chef de service 1958-1986, doyen de la Faculté de médecine 1962-1964, recteur de l'Université 1964-1966. Orientation principale de l'activité médicale: histopathologie diagnostique, mycologie clinique.

Edgar FRENK, 1931- , de Zurich et Brougg (AG).

Etudes de médecine à Zurich et Paris, formation en dermatologie et vénéréologie à Lausanne, Londres et Boston. Professeur associé 1973-1986. Professeur et chef de service 1986-1996, Président du Collège des chefs de service 1988-1990. Orientation principale de l'activité médicale: biologie et pathologie de l'épiderme, et en particulier du système pigmentaire; photodermatologie.

Renato PANIZZON, 1944 - , de Bâle.

Etudes de médecine à Bâle, formation en dermatologie et vénéréologie à Bern, Zurich et Chicago. Professeur titulaire à Zurich 1992-1996. Professeur et chef de service dès 1996. Orientation principale de l'activité médicale: histopathologie cutanée, oncologie dermatologique, traitements par rayons physiques.

LES DÉBUTS: LA VÉNÉRÉOLOGIE EST AU PREMIER PLAN

La nomination du Dr Emile Dind est probablement un reflet de l'importance attribuée à cette époque aux maladies vénériennes (9). Car dès la fin de ses études, Dind s'est montré particulièrement intéressé par les problèmes de santé publique et le rôle du médecin dans la société. Sa thèse de doctorat traitait «La responsabilité et les erreurs en médecine». Nommé médecin cantonal en 1885, il a réorganisé le Conseil de santé et initié l'ouverture du «Dispensaire central» de Lausanne pour patients indigents, qui se transforma plus tard en Policlinique médicale. En qualité de médecin cantonal, il a été membre de la Commission préconsultative du Conseil d'Etat pour la création d'une Faculté de médecine. Dind n'a cependant pas fait de stage dans un service de dermatologie d'un des grands centres européens avant d'être nommé titulaire de la chaire de Lausanne.

Il est significatif que sa leçon inaugurale ait été consacrée pour l'essentiel aux maladies vénériennes et aux problèmes sociaux qui y sont liés. A la fin seulement, il parle brièvement de la dermatologie, en avançant qu'elle se trouve encore dans une période d'obscurité et de désordre moyenâgeux (9). Parmi ses publications, seuls quatre travaux concernent des sujets dermatologiques, la plus importante étant certainement celle sur l'efficacité du goudron de houille pur (coaltar) dans le traitement de l'eczéma (1). En 1904, Dind a pu convaincre le Conseil de santé d'ouvrir à l'Hôpital cantonal une division de radiothérapie, qui est restée sous sa responsabilité jusqu'en 1924. A côté de ses activités médicales à l'hôpital et dans son cabinet médical privé, il a été doyen de la Faculté de médecine et recteur de l'Université.

Il a également fait une brillante carrière politique en devenant successivement membre du Conseil communal de Lausanne, du Grand Conseil de l'Etat de Vaud et, pendant quatorze ans, du Conseil des Etats de la Confédération suisse.

Dind fut assisté dans son activité médicale hospitalière par un chef de clinique et un médecin-assistant. Une seule laborantine s'occupait des examens sanguins et urinaires et des biopsies cutanées. Les soins aux malades étaient assurés par des diaconesses de Saint-Loup. De l'une d'elles, Sœur Henriette Dufey, nous avons trouvé le manuscrit d'un discours tenu en 1950, probablement lors d'une fête pour ses trente-cinq ans de travail dans ce service, un témoignage émouvant de la vie de tous les jours dans le service de dermatologie lausannois de l'époque. On y apprend que l'activité clinique couvrait un spectre de maladies très vaste dépassant largement le cadre de la dermato-vénéréologie selon notre conception actuelle (7): «*Le professeur Dind opérait de nombreux cas de prostate. - J'ai même vu une ablation de rein qui réussit parfaitement.*»

Les Archives cantonales de l'Etat de Vaud conservent des registres des patients hospitalisés dans ce service au cours des années 1890 à 1896 et 1899 à 1900 (Code K VIII e 567-572), où ont été inscrites les données suivantes: numéro d'admission, nom du patient, durée du séjour hospitalier, bref résumé de l'anamnèse et du statut, diagnostic, traitement et résultat. Un extrait de ces documents démontre qu'au cours des premières années d'activité du service, un peu plus de 60% des patients traités souffraient de maladies de la peau (tabl. 2, p. 54); l'importance de la vénéréologie, telle qu'elle se reflète dans les publications, ne correspondait donc pas à la réalité clinique, mais plutôt aux préférences et préoccupations des médecins du service et peut-être aussi aux attentes de la société. Ce n'est qu'à partir des années soixante, que nous avons de nouveau pu trouver des statistiques sur les patients hospitalisés. Elles confirment la diminution des maladies vénériennes, qui représentaient en 1964 encore 7,5% et en 1995 2% des malades hospitalisés.

Tableau 2
Service des maladies vénériennes et cutanées de Lausanne: Patients hospitalisés des années 1891 et 1895

Diagnostic	1891	1895
Syphilis et maladies du système urogénital	74	124
Syphilis	36	52
Gonorrhée, autres maladies urogénitales	38	72
Affections dermatologiques	139	175
Eczémas	36	58
Psoriasis	4	11
Lupus vulgaire	12	5
Mycoses	13	6
Ulcus cruris (venosum)	42	45
Autres maladies de la peau	32	50

La dermatologie clinique devient activité principale

Au cours du deuxième quart du 19e siècle, les maladies cutanées devenaient la préoccupation principale du service. Edwin Ramel (fig. B, p. 57 et tabl. 1, p. 51), depuis 1925 successeur de Dind, a accompli une formation en dermatologie chez Bruno Bloch, une des personnalités marquantes de la dermatologie de l'époque, qui dirigea la Clinique dermatologique de Zurich. Selon Sœur Henriette (7) «*Le professeur Ramel conserva les habitudes de son prédécesseur, tout en chargeant les internes d'une besogne que lui-même prisait peu: l'anamnèse de chaque malade, travail consacré jusqu'alors uniquement aux cas les plus intéressants. A ce moment-là, les anamnèses étaient entièrement manuscrites et il n'y avait pas de secrétaire. Les machines à écrire arrivèrent peu à peu. Les internes se les arrachaient. Eux-mêmes suivirent la progression des machines à écrire: leur nombre alla en augmentant. ...L'augmentation des biopsies compensa largement la disparition des traitements urinaires et des opérations de prostate.*»

Ramel lui-même était passionné par les manifestations cutanées variées de la tuberculose, dont il publie de nombreuses observations cliniques (15). Dans ses travaux de recherche, il tentait de démontrer par des inoculations répétées de prélèvements de sang et d'urine l'origine tuberculeuse de dermatoses d'étiologie inconnue, telles l'érythème polymorphe et l'acné rosacée; son hypothèse était l'existence de bacilles de tuberculose avec virulence diminuée (20). Les résultats positifs qu'il a obtenus n'ont cependant pas pu être reproduits par d'autres centres. En 1941, Ramel décède à l'âge de 46 ans d'une tumeur cérébrale.

A la suite de ce décès inattendu, le service a été dirigé pendant trois ans par Lucien Pautrier (fig. 1C, p. 57 et tabl. 1, p. 51), professeur de dermatologie à Strasbourg, qui s'était réfugié en «zone libre» de la France occupée par l'Allemagne. Cet intérim se termine avec son retour à Strasbourg à la fin de la guerre en 1945.

En 1946, le service fut confié à Hubert Jaeger (fig. D, p. 57 et tabl. 1, p. 51), comme Ramel un élève de Bloch. Il s'était fait un nom en réalisant entre le 1er octobre 1920 et le 30 septembre 1921 la première grande étude suisse sur les maladies vénériennes (14). En une année, il a pu collecter 15 607 cas, dont 6 707 infections récentes. Il est intéressant de noter que Lausanne figurait dans le peloton de tête des infections vénériennes fraîches avec 252 cas par 10 000 habitants de 20 à 24 ans, contre 233 à Genève, 193 à Zurich et 164 à Bâle. A Zurich et ensuite à Lausanne, Jaeger a aussi étudié la mise en évidence histologique du système nerveux cutané par imprégnation avec des sels d'or et d'argent, méthode qu'il a améliorée et plus tard appliquée aux naevi naevo-cellulaires. Sous la direction de Jaeger, le service de Lausanne a surtout publié des communications casuistiques. Selon la liste des publications conservées dans le service de

Lausanne, seulement 6 des 180 cas cliniques décrits concernaient des maladies vénériennes. Dans une publication innovatrice de 1950, Jaeger et Pelloni ont démontré l'importance de la sensibilisation au bichromate dans la pathogénèse de l'eczéma de contact au ciment (16). D'autres études cliniques et thérapeutiques étaient consacrées à l'infection par Microsporon Audouini, aux traitements du Lupus vulgaire avec la vitamine D2 et l'isoniazide, à l'étude de l'étiologie et de la pathogénèse des ulcères de jambe et aux tumeurs malignes de la peau, en particulier le mélanome. Malgré la prédominance des maladies cutanées, la vénéréologie n'a pas été oubliée. Au début des années cinquante, Jaeger et Delacrétaz ont introduit le test d'immobilisation des tréponèmes; Lausanne est ainsi devenue centre de référence suisse pour la sérologie spécifique de la syphilis. La découverte de la pénicilline a profondément changé l'ambiance qui régnait dans les chambres des patients vénériens, et en particulier des prostituées, auparavant souvent hospitalisés pendant des semaines et des mois. Citons encore une fois Sœur Henriette (7): «... *car avoir à diriger ces femmes n'était pas une sinécure. Elles avaient mille ruses, se battaient pour des rivalités professionnelles et donnaient un si mauvais renom* (à la division située) *au sous-sol, que les honnêtes gens hésitaient non seulement à venir s'y faire soigner, mais même s'y aventurer, croyant de bonne foi que le seul fait d'y toucher une poignée de porte ou une main courante les contaminerait.»*

En 1956, Lausanne a eu l'honneur d'organiser le congrès de l'Association des dermatologistes et syphiligraphes de langue française. L'année suivante Jaeger a dû se retirer pour raisons de santé et en 1958 Jean Delacrétaz (tabl. 1, p. 51) lui a succédé.

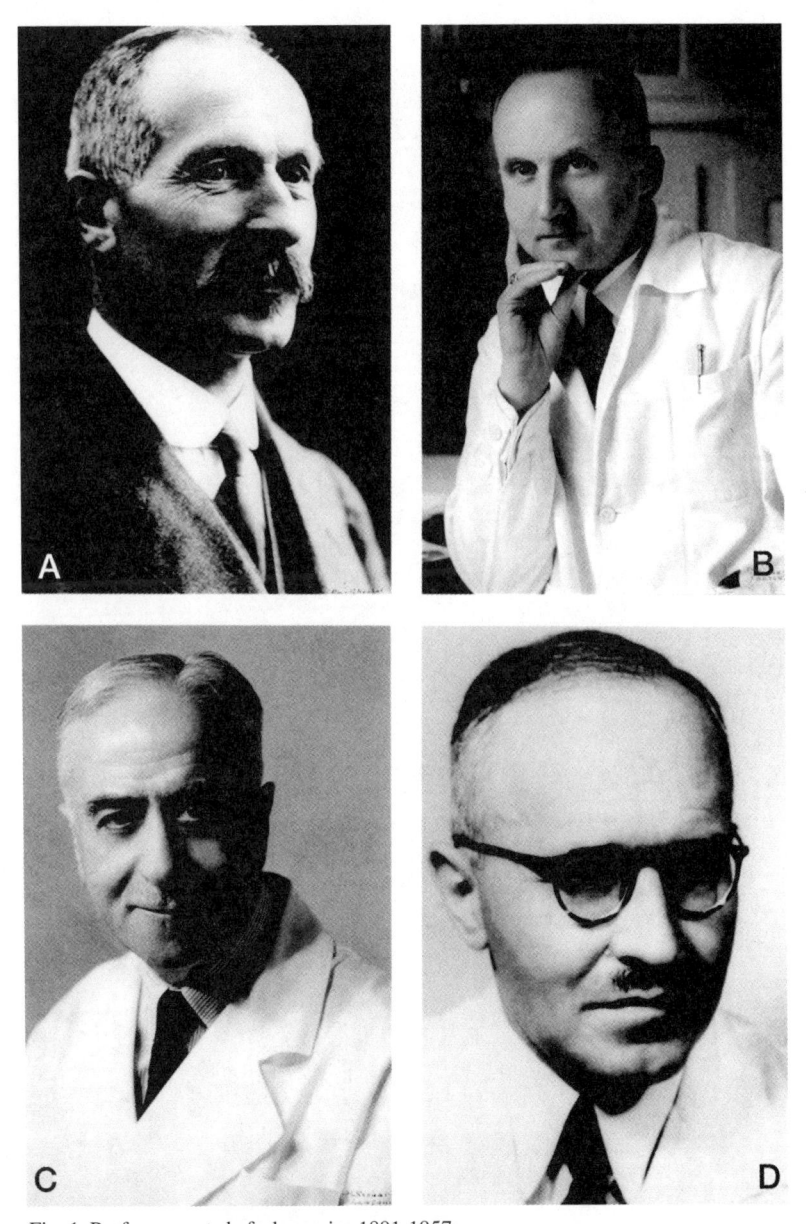

LE SERVICE DE DERMATOLOGIE ET DE VÉNÉRÉOLOGIE DU CHUV LAUSANNE.

Fig. 1. Professeurs et chefs de service 1891-1957:
A. Emile Dind, B. Edwin Ramel, C. Lucien Pautrier, D. Hubert Jaeger.

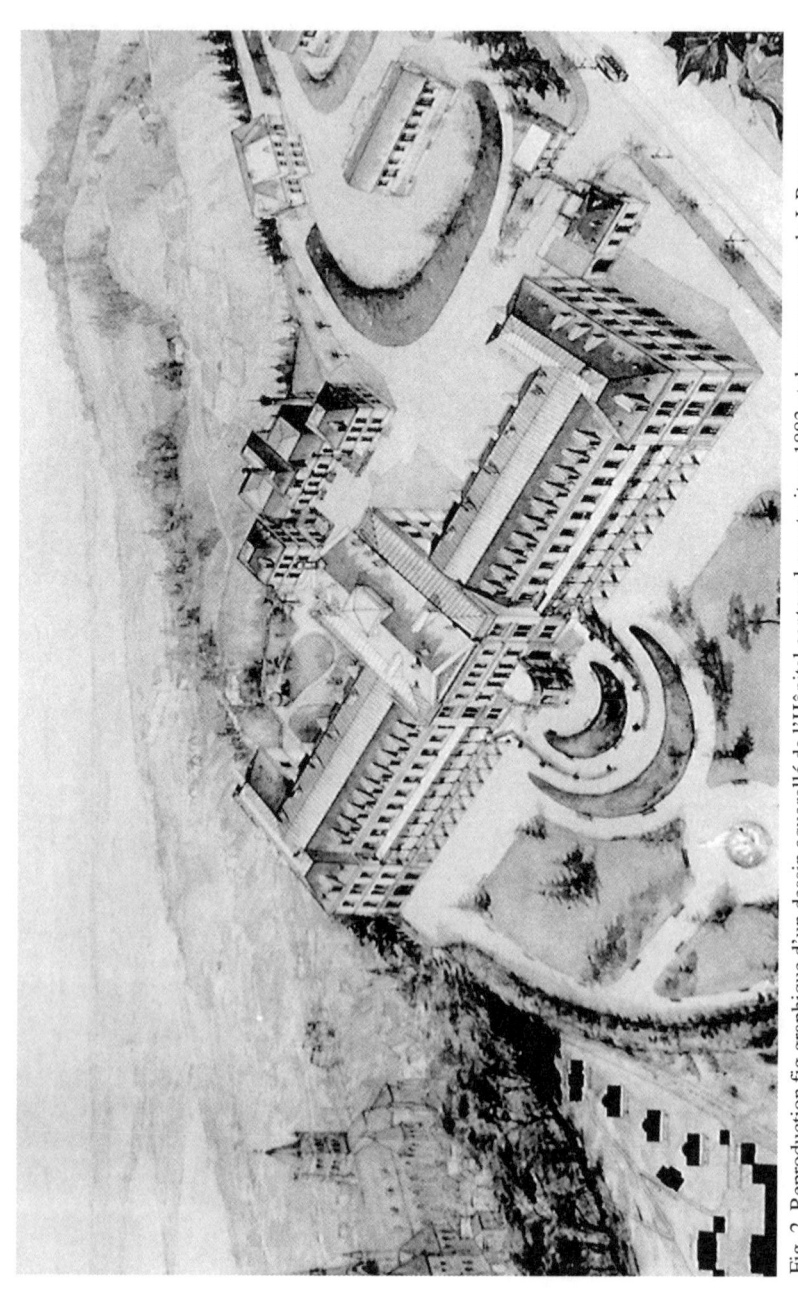

Fig. 2. Reproduction fig.graphique d'un dessin aquarellé de l'Hôpital cantonal construit en 1883 et de ses annexes de J. Regamey: la Clinique de dermatologie se trouvait à l'étage de jardin.

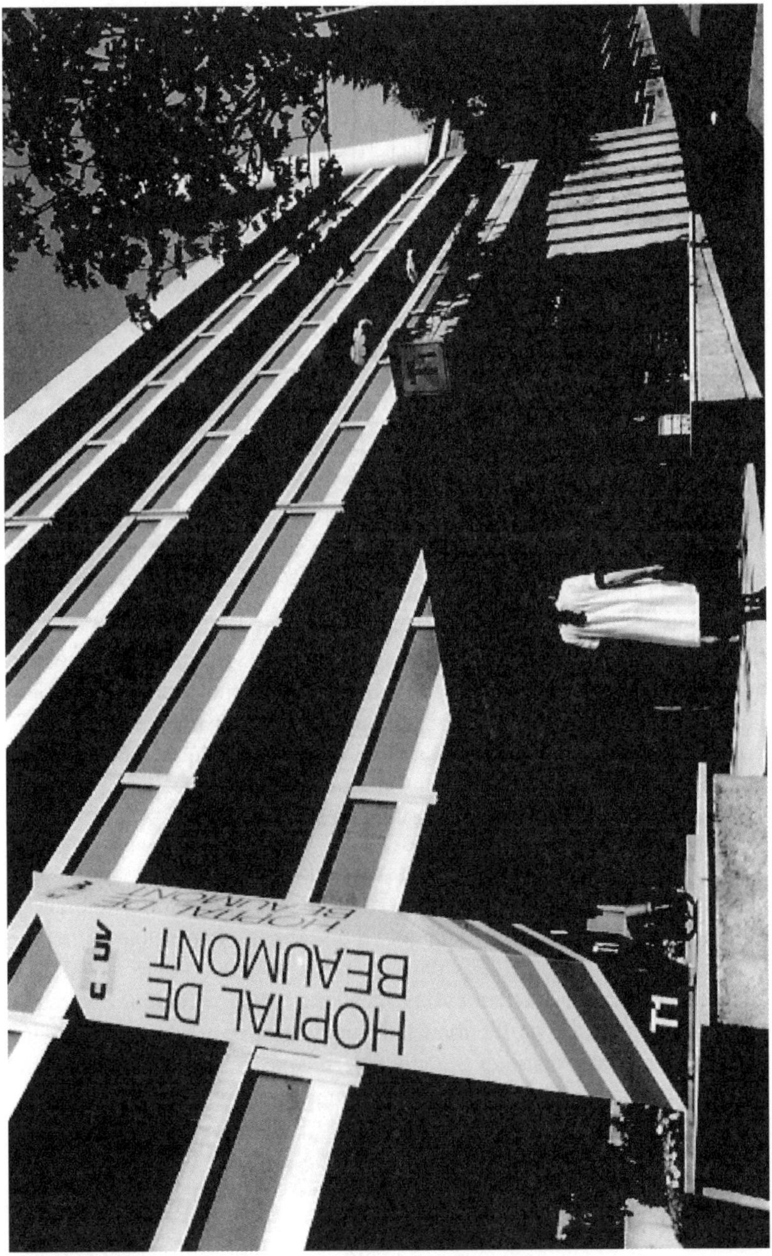

Le Service de dermatologie et de vénéréologie du CHUV Lausanne.

Fig. 3. Hôpital de Beaumont: depuis 1991 siège de la Clinique de dermatologie.

Dermatologie lausannoise 1960-2003 : l'activité clinique et l'enseignement sont complétée par des projets de recherche sur la biologie et pathologie de la peau

Au cours de la deuxième moitié du 19e siècle, la dermatologie lausannoise a connu, comme la médecine occidentale en général, une rapide extension et diversification des ses activités. Ce développement a été rendu possible grâce à l'augmentation des collaborateurs universitaires, médecins spécialistes et biologistes. Le professeur et chef de service, qui auparavant n'a pu se consacrer qu'à mi-temps à sa tâche, occupe dès 1960 un poste à plein temps. Initialement aidé par un chef de clinique et un seul médecin-assistant, le nombre de ces derniers a été augmenté à cinq dans le deuxième quart du 20e siècle. Au cours des dernières décennies, le service était en général doté de deux à quatre médecins-adjoints, de deux et puis trois biologistes, de deux chefs de clinique et de six à sept médecins-assistants. Ce personnel rétribué par l'hôpital a pu être complété dès la fin des années quatre-vingt par deux à quatre médecins et biologistes travaillant dans le cadre de projets de recherche financés par des bourses nationales, européennes et privées.

En 1980, le service a quitté l'ancien Hôpital cantonal pour s'installer dans des locaux modernes, d'abord dans le bâtiment principal du nouveau Centre hospitalier universitaire vaudois et dès 1991 dans un bâtiment annexe, l'Hôpital Beaumont (fig. p. 58), qui a été rénové pour les besoins du service. Depuis 1996, le service fait partie du Département hospitalo-universitaire romand de dermatologie et vénéréologie, qui associe les cliniques de Genève et de Lausanne pour une collaboration touchant les sous-spécialités de la dermatologie et la recherche.

Les activités cliniques et les prestations de laboratoire du service se sont élargies considérablement et ont permis la publication de nombreuses observations cliniques et histologiques d'affections cutanées inhabituelles. Des consultations spécialisées ont été créées en phlébologie, oncologie, allergologie cutanée et atteintes de la peau par irritation toxique externe, y compris dermatoses professionnelles, mycologie avec laboratoire diagnostique, photothérapies et génétique dermatologique. L'histopathologie cutanée diagnostique, y compris l'immunohistochimie, est devenue de plus en plus importante par le nombre sans cesse croissant de techniques d'examen disponibles. En vénéréologie, on a introduit de nouveaux tests spécifiques pour la syphilis, le test d'immunofluorescence et le test d'hémagglutination des tréponèmes, ainsi que des tests pour la mise en évidence de Chlamydia trachomatis, d'abord sur culture cellulaire et puis par immunofluorescence. Depuis plus de dix ans, le laboratoire de culture cellulaire, initialement conçu pour des travaux de recherche, produit aussi des préparations d'épiderme transplantables pour couvrir des plaies étendues telles qu'on les rencontre après brûlures sévères.

L'enseignement donné aux étudiants en médecine (jusqu'à la réforme récente des études: 60 heures en 4e année, 20 heures en 6e année; actuellement un cours magistral de 26 heures et une séance d'enseignement au lit du malade de 2 heures par étudiant) par le professeur et les médecins-cadres a été complété par un enseignement structuré d'environ 3-4 heures par semaine aux médecins-assistants du service: cours, colloques et exercices pratiques. En outre, le service participe activement à des colloques interdisciplinaires du Centre hospitalier et organise des cours et colloques de formation continue destinés aux dermatologues en pratique privée (1 à 2 fois par mois) et occasionnellement à des médecins d'autres spécialités. Les médecins cadres du service ont aussi contribué des chapitres de différents traités de dermatologie (entre autres: 3, 4, 8, 10, 11, 12, 13).

Au cours de la même période, des projets de recherche en biologie et pathologie de la peau ont progressivement été mis en route. Dès la fin des années soixante jusqu'à la fin des années quatre-vingt, des études cliniques, histologiques, histochimiques et ultrastructurales ont été au premier plan. Elles concernaient essentiellement l'épiderme et en particulier les troubles héréditaires de la cornification de l'épiderme et les hypopigmentations d'origine génétique et chimique, ainsi que la mycologie dermatologique clinique. Depuis la fin des années quatre-vingt, on a pu introduire des méthodes de biologie cellulaire et moléculaire. Les principaux domaines investigués étaient et sont les ichthyoses et autres troubles héréditaires de la cornification, tels les kératodermies palmo-plantaires, la dermato-oncologie (Daniel Hohl, Marcel Huber), ainsi que les enzymes secrétés par les champignons et leur rôle pathogénique en médecine (Michel Monod). En 1991, un laboratoire de photobiologie cutanée a pu être intégré dans le service (Lee Ann Applegate); il s'occupait des mécanismes de défense de la peau contre les rayons ultraviolets A. La recherche récente est illustrée par une liste de quelques travaux que nous jugeons significatifs et qui étaient publiés au cours des dix dernières années (Annexe p. 62).

Le développement du service survenu au cours des dernières décennies est le fruit de la compétence et de l'enthousiasme de tout le personnel du service: médecins, biologistes, infirmières et infirmiers, personnel des laboratoires et des services administratifs et techniques. Nous ne mentionnons nominalement que les médecins et biologistes* ayant ou ayant eu une charge d'enseignement et/ou de recherche conférée par l'Université de Lausanne ou d'autres Instituts universitaires: John David Geiser, privat-docent 1964-1987; Yves Mérot, privat-docent et chargé de cours de 1989 jusqu'à son décès en 1990; Florence Baudraz-Rosselet, maître d'enseignement 1991-2001; Daniel Hohl, privat-docent et maître d'enseignement et de recherche 1992-2001, professeur associé dès 2001, professeur invité de l'institut de biologie cellulaire de l'ETH Zurich dès 2001; Michel Monod*, privat-docent depuis 1995, Marcel Huber*, privat-docent depuis 2003 et Lee Ann Applegate*, privat-docent depuis 2003.

Annexe: Quelques résultats de recherche récents obtenus à Lausanne

Troubles de la kératinisation, Oncologie

Mutations of keratinocyte transglutaminase in lamellar ichthyosis. Huber M., Rettler I., Bernasconi K., Frenk E., Lavrijsen S., Ponec M., Bon A., Lautenschlager S., Schorderet D., Hohl D.: Science 1995; 267:525-528.

Consequences of seven novel mutations on the expression and structure of keratinocyte transglutaminase. Huber M., Yee V. C., Burri N., Vikerfors E., Lavrijsen A. P., Paller A. S., Hohl D.: J. Biol Chem 1997; 272:21018-21026.

Mutation in the gene for connexin 30.3 in a family with Erythrokeratoderma variabilis. Macari F., Landau M., Cousin P., Mevorah B., Brenner S., Panizzon R. G., Schorderet D. F., Hohl D., Huber M.: Am J. Hum Genet 2000; 67:1296-1301.

The tumor suppressor CYLD interacts with TRIP and regulates negatively nuclear factor kappaB activation by tumor necrosis factor. Regamey A., Hohl D., Liu J.W., Roger T., Kogermann P., Toftgard R., Huber M.: J. Exp Med 2003; 198:1959-1964.

Mycologie

HIV-protease inhibitors reduce cell adherence of Candida albicans strains by inhibition of yeast secreted aspartic proteases. Borg-von Zepelin M., Meyer I., Thomssen R., Wurzner R., Sanglard D., Telenti A., Monod M.: J. Invest Dermatol 1999; 113:747-751.

Secreted proteases from pathogenic fungi. Monod M., Capoccia S., Léchenne B., Zaugg C., Holdom M., Jousson O.: Int J. Med Microbiol 1999; 292:405-419.

Multiplication of an ancestral gene encoding secreted fungalysin preceded species differentiation in the dermatophytes Trichophyton and Microsporon. Microbiology 2004; 150:301-310.

Photobiologie
Cellular defense mechanisms of the skin against oxidant stress and in particular UVA radiation. Applegate L.A., Frenk E.: Eur J. Dermatol 1995; 5:97-103.

In vivo induction of pyrimidin dimers by UVA radiation: Initiation of cell damage and/or intercellular communication. Applegate L.A., Scaletta C., Panizzon R., Niggli H., Frenk E.: Int J. Molec Med 1999; 3:467-472.

Bibliographie

1) Dind E.: L'emploi du goudron d'houille (coaltar) dans les affections cutanées. Ann dermatol syphiligr 1909;10: 170-178.

2) Emch-Dériaz A.: Auguste Tissot (1728-1797). In: L'éveil médical vaudois 1750-1850.Université de Lausanne, 1987.

3) Frenk E.: Erkrankungen des Melanin Pigment Systems. In: Histopathologie der Haut, Ed. Schnyder UW, Berlin Heidelberg New York, Springer, 1978.

4) Frenk E.: Melaninpigmentanomalien. In: Dermatologie in Praxis und Klinik, Ed. Korting GW, Stuttgart, Georg Thieme, 1979.

5) Frenk E.: Jean Delacrétaz zum 65. Geburtstag. Hautarzt 1985; 36: 646.

6) Frenk E.: La Société suisse de dermatologie et de vénéréologie, telle qu'elle se présente dans ses archives:1913-1993. Dermatologica Helvetica 1993; 7: 6-14.

7) Frenk E.: Dermatologie lausannoise 1915-1950: Souvenirs de Sœur Henriette Dufey . Dermatologica Helvetica 1998; 4:8-9.

8) Frenk E., Applegate L.A.: Einführung in die Photobiologie. In: Physikalische Therapiemassnahmen in der Dermatologie. Ed.Dummer R., Panizzon R., Burg G., Berlin, Wien, Blackwell, 1998.

9) Frenk E., Liardet S.: Die Anfänge der dermatologischen Universitätsklinik Lausanne an der Wende des 19. zum 20. Jahrhundert. Akt.Dermatol 2002; 28:139-142.

10) Görög J.-P., Hohl D. (1999): Kératodermies palmo-plantaires. In: Dermatologie-Encyclopédie médico-chirurgicale. Paris, Elsevier,1999.

11) Grigoriu D., Delacrétaz J., Borelli D.: Lehrbuch der medizinischen Mycologie. Bern, Stuttgart, Wien, Hans Huber, 1984.

12) Hohl D.: Keratinozyten und Verhornung. In: Struktur und Funktion der Haut, Ed. Plewig G., Berlin, Heidelberg, New York, Springer, 1998.

13) Hohl D., Schnyder U.W. (1999): Les ichthyoses héréditaires. In: Dermatologie et maladies sexuellement transmissibles, Ed. Saurat J.H., Grosshans E., Laugier P., Lachapelle J., Paris, Masson, 1999.

14) Jaeger H.: Die Geschlechtskrankheiten der Schweiz. Bern, Büchler, 1923.

15) Jaeger H.: Edwin Ramel et son oeuvre scientifique 1895-1941. Schweiz Med Wschr 1942; 72: 746-748.

16) Jaeger H., Pelloni E.: Tests épicutanés aux bichromates positifs dans l'eczéma au ciment. Dermatologica 1950; 100: 214-215.

17) Laugier P., Ullmo A., Woringer F.: L. M. Pautrier 1876-1959. Ann Dermatol 1959; 86: 481-485.

18) Malherbe N.: Péril vénérien. Neuchâtel, Alphil, Collection Histoire et Société, 2002.

19) Panizzon R.: Radiothérapie. In: Dermatologie et maladies sexuellement transmissibles, Ed. Saurat J.H., Grosshans E., Laugier P., Lachapelle J., Paris, Masson 1999.

20) Ramel E.: Des affections cutanées probablement tuberculeuses. In: IX Congr Internat Dermatol Budapest, Ed. Rothman S., Budapest, Institutum typographicum Patria 1935.

21) Robert O., Panese F.: Dictionnaire des professeurs de l'Université de Lausanne. Université de Lausanne, 2000.

22) Saudan Y.: La médecine à Lausanne du 16e au 20e siècle. Denges, Editions du verseau,1991.

DIE DERMATOLOGISCHE UNIVERSITÄTSKLINIK UND - POLIKLINIK BERN

URS BOSCHUNG, NIKHIL YAWALKAR, LASSE R. BRAATHEN

DIE ANFÄNGE: SIECHENHAUS UND AUSSERKRANKENHAUS

Als Keimzelle der Berner Dermatologischen Klinik kann das Siechenhaus gelten, in dem seit 1283 die Leprakranken untergebracht wurden. Seit 1491 stand es auf dem «Breitfeld» (heute Waldau-Areal), an der Landstrasse Richtung Osten. Als die Zahl der Aussätzigen zurückging, wurde das Siechenhaus 1601 mit dem «Blatternhaus» vereinigt, in dem man ab 1498 die an der aufkommenden Syphilis Erkrankten behandelte. 1749 kam etwas abseits gelegen noch das neu errichtete «Tollhaus» hinzu (Abb. 1, S. 76).

Diese Spitalanlage bildete ab 1765 das Ausserkrankenhaus, das von nun an mit Land und Vermögen der Direktion des Inselspitals unterstand. Im 1765 bezogenen neuen Blatternspital – heute ist hier das Psychiatriemuseum untergebracht – fanden auch Unheilbare und Gebrechliche, sogenannte «Pfründer», Aufnahme und Pflege. Das alte Blatternspital dagegen erhielt wegen der dort durchgeführten Behandlung von Venerischen und Krätzigen sowie von grindkranken Kindern den Namen Kurhaus (3, 5, 18, 19, 21).

Im Kurhaus, das sich somit zu einem Spital für Haut- und Geschlechtskranke entwickelt hatte, erhielten Medizinstudenten ab 1827 am Krankenbett Unterricht durch Johann Friedrich Albrecht Tribolet (1794-1871) (16). Als Leiter des Ausserkrankenhauses war er an der Berner Hochschule Extraordinarius für Syphilis und Hautkrankheiten; 1855 wurde er erster Direktor der «Waldau», der auf dem Breitfeld errichteten neuen Kantonalen Heil- und Pflegeanstalt. Die Waldau als Vorläuferin der heutigen Psychiatrischen Universitätsklinik ging 1884 in Staatsbesitz über und löste sich von dem aus dem Ertrag seiner Güter betriebenen Ausserkrankenhaus. Dieses wurde zur Verlegung auf das Areal des Inselspitals bestimmt. Die alten Häuser samt dem zugehörigen Kulturland wurden der Waldau überlassen (21).

KLINIKGRÜNDUNG IM INSELSPITAL

Die Verlegung des auf «Kurhaus» und «Pfrundanstalt» reduzierten «Ausserkrankenhauses» auf das Areal des Inselspitals erfolgte 1891. Zugleich hielt aber auch eine wesentliche Neuerung Einzug: Das Fach «Dermatologie und Venerologie» bekam für die akademische Lehre und Forschung eine eigene Klinik.

Das Inselspital blickte zu diesem Zeitpunkt auf eine 550-jährige Geschichte zurück. Es war 1354 von Frau Anna Seiler als «ewiges Spital» gestiftet worden und trug seit der Reformation, als es die Gebäude des aufgehobenen Klosters der Inselschwestern übernommen hatte, den Namen «Inselspital». Aus der Innenstadt, vom Standort des heutigen Bundeshauses Ost, war es 1884 auf der Kreuzmatte im Westen der Stadt im Pavillonsystem neu erbaut worden. Auf Grund des sog. «Dotationsvertrags» zwischen Kanton und Stadt Bern von 1841 genoss das Inselspital mit dem Ausserkrankenhaus den Status einer selbständigen Korporation, die mit ihrem Vermögen und den Einkünften aus ihrem Besitz in der Lage sein sollte, Arme unentgeltlich zu pflegen. Im Spital bestanden «klinische» und «nichtklinische» Abteilungen. Nur erstere waren von Professoren geleitet und für den universitären medizinischen Unterricht bestimmt. Die Leistungen der «Kliniken» entschädigte der Staat gemäss einem erstmals 1888 abgeschlossenen, später mehrfach angepassten Vertrag (21).

Die Neubauten des «Ausserkrankenhauses»(Abb. 2, S. 77) spiegelten die traditionelle Aufteilung wider: Das Pfründerhaus wies 40 Betten für Unheilbare, das Kurhaus 36 Betten für Geschlechtskranke und 41-43 Betten für Hautkranke auf, im Erdgeschoss waren Frauen und Kinder, im ersten Stock die Männer untergebracht (Kostenpunkt dieser zwei Gebäude rund Fr. 550'000). Dieser «nichtklinische» Bereich wurde ergänzt durch das Klinikgebäude, das durch einen Korridor mit dem Kurhaus verbunden war (Abb. 3, S. 78). Es umfasste im ersten Stock Hörsaal, Laboratorium, Bibliothek, Untersuchungs- und Fotozimmer, Arbeitszimmer des Direktors und der Assistenten, im Erdgeschoss Baderäume. Die erste Einrichtung war denkbar einfach; viel altes Mobiliar war vom Breitfeld mitgenommen worden, und es dauerte über ein Jahrzehnt, bis der Rückstand aufgeholt war (6, 12: 1891, 12: 1902).

Edmund Lesser

Als Leiter des alten Ausserkrankenhauses auf dem Breitfeld hatten Johann Friedrich Albrecht Tribolet und später Karl von Erlach (1821-1886), PD seit 1855, dermatologisch-venerologischen Unterricht für Medizinstudenten erteilt. Deren Nachfolger wurde 1880 Adolf von Ins (1849-1826), der sich im gleichen Jahr habilitierte und in der Folge an der Planung der neuen Gebäude auf dem Inselareal massgeblich mitwirkte. Als es 1892 um seine Wiederwahl ging, benützte die Medizinische Fakultät die Gelegenheit, bei der Regierung die Errichtung einer ausserordentlichen Professur vorzuschlagen. Die Fakultät begrüsste es, dass es gelungen sei

«... mit Hülfe des Staates und der Inselcorporation ein Institut für Hautkrankheiten und venerische Krankheiten ins Leben zu rufen, welches das erste in der Schweiz ist und welches den analogen Instituten im Ausland ebenbürtig an die Seite gestellt werden kann. Dieses Institut ermöglicht einen Unterricht in den beiden praktisch höchst wichtigen Disciplinen, wie derselbe bisher in der Schweiz nicht geboten werden konnte; es wird deshalb eine Anziehungskraft auf die Medizinstudirenden der Schweiz ausüben. Um das neue Institut mit dieser Befähigung auszurüsten, ist es notwendig, dass demselben ein Vorstand gegeben werde, welcher eine tüchtige Schulung durchgemacht, durch wissenschaftliche Leistungen sich hervorgethan und vor allem als Lehrtalent sich ausgewiesen hat.» (16)

Da Dr. von Ins sich zwar als Arzt, jedoch weniger als Dozent und Wissenschaftler einen Namen gemacht hatte, nannte die Fakultät nicht ihn, sondern Edmund Lesser (1852-1918) (Abb. 4, S. 79) als Wunschkandidaten. Nach seiner Assistentenzeit in Breslau bei O. Simon hatte Lesser sich 1882 in Leipzig habilitiert. 1885 war die erste Auflage seines Lehrbuchs der Haut- und Geschlechtskrankheiten erschienen, damals eines der bekanntesten Werke dieser Art. Lesser wurde im August 1892 von der Berner Regierung gewählt und trat noch im selben Jahr als ausserordentlicher «Professor der dermatologischen und syphilitischen Klinik» und zugleich als «Oberarzt der Pfründerabteilung» sein Amt an. In der deutschsprachigen Schweiz war er der erste Spezialist auf seinem Gebiet. 1896 folgte er einem Ruf an die Charité nach Berlin, wo er 1912 Ordinarius wurde und besonders im Bereich Syphilis wissenschaftlich arbeitete. An seiner Klinik in Berlin wirkte E. Hoffmann, als er 1905 zusammen mit F. Schaudinn die Spirochaeta pallida entdeckte (1, 20, 21, 22).

Die Eröffnung der Dermatologischen Klinik in Bern 1892 erfolgte somit früher als an zahlreichen anderen deutschsprachigen Universitäten, insbesondere noch vor den entsprechenden Einrichtungen in Göttingen, Kiel, Marburg, Leipzig, Heidelberg, Tübingen, Erlangen, Basel (1914, B. Bloch) und Zürich (1916, B. Bloch) (8).

JOSEPH JADASSOHN

Als Joseph Jadassohn (1863-1936) (Abb. 5, S. 79) 1896 in Bern Extraordinarius und Direktor der Dermatologischen Klinik sowie Oberarzt des Pfründerhauses wurde, war er 33-jährig. Geboren am 10. September 1863 in Liegnitz, Schlesien, hatte er in Göttingen, Breslau, Heidelberg und Leipzig Medizin studiert und sich als Assistent bei Albert Neisser in Breslau und auf einer Studienreise, u. a. nach Paris, zum Spezialisten ausgebildet (17, 20, 21, 22). Von den Berner Kollegen waren die bekanntesten ebenfalls in jungen Jahren in ihre Stellung gelangt: der Chirurg und spätere Nobelpreisträger Theodor Kocher 1872 mit 31 Jahren, der Internist Hermann Sahli 1888 mit 32 Jahren, der Pathologe Theodor Langhans 1872 mit 33 Jahren (2).

Mit dem Amtsantritt von Josef Jadassohn begann die erste Blütezeit der Berner Dermatologie. Die Ausgangslage war jedoch ungünstig. Trotz der räumlichen Vereinigung mit dem Inselspital bestand das «Ausserkrankenhaus» als solches bis anfangs 1908 weiter; bevor zu diesem Zeitpunkt sein Vermögen mit jenem des Inselspitals verschmolzen wurde, war es finanziell immer weniger in der Lage, die neuen Aufgaben zu bewältigen. Die Benachteiligung bestand in erster Linie darin, dass im Vertrag von 1888 für die Dermatologische Klinik vom Staat eine Pauschalvergütung von lediglich Fr. 10'000 festgesetzt worden war, während die anderen Kliniken vom Staat einen nach Pflegetagen berechneten Beitrag erhielten. Auch im Gesetz über die Beteiligung des Staates an der öffentlichen Krankenpflege von 1899 kam die Dermatologische Klinik stiefmütterlich weg, so dass alljährlich Betriebsdefizite resultierten. Einen Überblick über die zwanzigjährige Entwicklung der Klinik seit seinem Amtsantritt gab Jadassohn im Gesuch, das er am 6. August 1915 der Regierung und dem Insel-Verwaltungsrat für die bauliche Erweiterung der Klinik unterbreitete (11). Demnach betrug 1896 bei 96 zur Verfügung stehenden Betten die Zahl der aufgenommenen Kranken 706, die Zahl der Verpflegungstage 25'741. Im Jahre 1910 waren es 1'205 Patienten und 37'049 Verpflegungstage, 1911 noch deren 36'629 bei 1'330 Patienten (die mittlere Aufenthaltsdauer sank also von 36 auf 27 Tage). In der allgemeinen Poliklinik wurden 1896 1'160 Patienten betreut, 1914, bedingt durch die Zunahme vor allem der venerischen Krankheiten, deren 3'323.

Jadassohn beherrschte die gesamte Dermatologie und Venerologie. Hier seien lediglich einige seiner bevorzugten Gebiete genannt, die er und seine zahlreichen Schüler klinisch, histologisch und tierexperimentell bearbeiteten. Die Studien befassten sich u. a. mit der Hauttuberkulose, den Infektionswegen, den (immunologischen) Reaktionen des Organismus und der Behandlung namentlich des Lupus. Mit dem Leuker Arzt A. Bayard beschrieb Jadassohn in zwei abgelegenen Walliser Dörfern einen kleinen Herd von endemischer Lepra (1907) (9). Auch weiteren Infektionskrankheiten, vor allem den Mykosen und selbstverständlich den Geschlechtskrankheiten galt sein Interesse. Bei der Untersuchung der Toxikodermien wandte er die Methode des Epikutantests an. Diese «Läppchenprobe» fand vor allem durch Bruno Bloch in der Erforschung des Ekzems weite Verbreitung. Gleich nach Eröffnung des Röntgeninstituts des Inselspitals 1898 begann Jadassohn mit der Strahlentherapie. 1909 erhielt seine Klinik eine eigene therapeutische Röntgenabteilung. Die Radiumtherapie führte Jadassohn 1913 auf eigene Kosten ein (26). Eine Schenkung von Fr. 10'000 ermöglichte 1902 die Errichtung des «Finsen-Instituts». Selbstverständlich stand man in Bern auch nicht zurück, als 1910 Ehrlich und Hata das Salvarsan («606») zur Syphilistherapie bekannt machten. Noch im gleichen Jahr berichtete Jadassohn über die ersten 133 Fälle vor dem Medizinisch-pharmazeutischen Bezirksverein in einer Versammlung, die an diesem Tag 100 Teilnehmer zählte (22.11.1910) (10).

Die Berner Medizinische Fakultät war sich der Bedeutung Jadassohns bewusst. 1903 beantragte sie seine Beförderung zum Ordinarius, der die Regierung zustimmte, allerdings ohne Gehaltserhöhung. Diese erfolgte 1910, als Jadassohn mit den Universitäten Bonn und Halle über eine Berufung verhandelte. 1917, nach dem Tod von A. Neisser, folgte er einem Ruf als dessen Nachfolger nach Breslau, obschon er den Weggang von Bern bedauerte, wo er sich wohl fühlte und allseits sehr geschätzt wurde. Die Bemühungen der Fakultät, ihn als «den bedeutendsten Dermatologen im deutschen Sprachgebiet, vielleicht sogar überhaupt den ersten Vertreter seines Faches» in Bern zu halten, konnten seinen Entschluss nicht mehr abwenden, ebensowenig die Versicherung der Regierung, das durch den Ersten Weltkrieg verzögerte Umbauprojekt der Klinik umgehend an die Hand zu nehmen (2). In Breslau wirkte Jadassohn bis 1932. Die letzten Lebensjahre bis zu seinem Tod am 24. März 1936 verbrachte er in Zürich bei seinem Sohn Werner, dem späteren Genfer Ordinarius.

Von Jadassohn und seinen Schülern stammen zahlreiche Veröffentlichungen. 1913 gab er eine erweiterte Fassung von Jean Dariers Grundriss der

Dermatologie auf Deutsch heraus. Als den unbestrittenen Meister seines Faches wies er sich mit der Schriftleitung des gewaltigen Handbuchs der Haut- und Geschlechtskrankheiten aus, das von 1927 bis 1937 in 42 Lieferungen bzw. 24 Bänden bei J. Springer in Berlin erschienen ist (17).

Als Arzt, Wissenschafter und Lehrer wirkte Jadassohn nicht nur mit seinen Publikationen, sondern vor allem auch durch seine Schüler, die an ihm seine hohen fachlichen und menschlichen Qualitäten schätzten. An der Klinik bestanden zwar von 1896 bis 1909 nur zwei reguläre Assistentenstellen; 1909 kam eine dritte hinzu, 1914 zeitweise eine vierte. 1912 trat als Stellvertreter des Chefs ein Sekundärarzt sein Amt an. Zahlreich waren jedoch die unbesoldeten, temporären wissenschaftlichen Mitarbeiter und Volontärassistenten, deren Namen sich meist nur durch Publikationen, die erkennbar aus der Berner Klinik hervorgegangen sind, oder aus Biographien und Nachrufen eruieren lassen. Mehrere Inhaber dermatologisch-venereologischer Lehrstühle und Dozenten erhielten ihre fachliche Weiterbildung in Bern. Bruno Bloch (1878-1933), in Basel 1908 PD, 1913 ausserordentlicher Professor, in Zürich 1916 Ordinarius, muss um 1907 eine Zeit lang als Volontär in Bern gearbeitet haben. Felix Lewandowsky (1879-1921) war an der Berner Klinik 1904/05 Zweiter Assistent und 1905-1907 Erster Assistent; er praktizierte anschliessend in Hamburg und wurde ohne Habilitation 1917 zum Nachfolger von Bloch nach Basel berufen; nur wenige Jahre im Amt, starb er an einem Dickdarmkarzinom. Oskar Naegeli (1885-1959) arbeitete in der Klinik als Dritter Assistent 1912, als Zweiter Assistent 1912/13, als Erster Assistent 1913-1915. Aus der Praxis wurde er 1917 Jadassohns Nachfolger. Max Tièche (1878-1938) war 1906/07 Zweiter Assistent, 1907/08 Erster Assistent. Er wurde 1913 in Zürich Privatdozent, gründete 1913 die anfänglich private Poliklinik für Haut- und Geschlechtskrankheiten der Stadt Zürich und wurde 1926 Titularprofessor. Jadassohns Breslauer Nachfolger Max Jessner (1887-1978) war 1912/13 in Bern Dritter Assistent, 1913/14 Zweiter Assistent. Bei Jadassohn in Breslau wurde er 1922 PD, 1926 Extraordinarius. Jessner leitete die Breslauer Klinik von 1931 bis 1935, als er des Amtes enthoben wurde und nach den USA emigrieren musste. Der Röntgenologe Hans Meyer (1877-1964) aus Bremen war nach seinem Berner Aufenthalt Direktor der Abteilung Röntgenologie und Strahlenheilkunde an den Krankenanstalten in Bremen und leitete 1945-1950 die Strahlklinik und das Röntgeninstitut der Universität Marburg. Enzo Bizzozzero (geb. 1882) war im Sommer 1908 in Bern Zweiter Assistent; er lehrte später in Turin «clinica dermosifilopatica» und wurde 1929 an der dortigen Universität Ordinarius. Harold N. Cole (geb. 1884), Demonstrator in Dermatology and Syphilidology in Western Reserve University, Cleveland, Ohio USA, weilte 1911 als Volontär in Bern. Er gehörte später zu den Herausgebern der in Chicago erscheinenden «Archives of Dermatology and Syphilology», in denen er 1936 Erinnerungen an seine Berner Begegnung mit Jadassohn veröffentlichte. Karl Georg Zwick (geb. 1868) war im Winter 1914/15 «offizieller Vertreter» des Ersten Assistenten O. Naegeli und 1915/16 Zweiter Assistent, im Sommer 1916 Erster Assistent. Er kam aus Cincinnati und übersetzte für Jadassohn Dariers Grundriss der Dermatologie. Zwick wurde noch in den 1950er-Jahren in den Mitgliederlisten mehrerer schweizerischer Fachgesellschaften aufgeführt. Max Marcuse (1877-1963) aus Berlin, später einer der Gründer der Sexualwissenschaften, absolvierte nach dem Medizinstudium 1901-1903 seine Weiterbildung an den Hautkliniken von Berlin, Bern und Frankfurt und liess sich darauf als Facharzt für Sexualstörungen in Berlin nieder. 1933 emigrierte er nach Palästina, praktizierte in Tel Aviv und starb in Jerusalem. Sein Sohn Jochanaan Meroz (geb. 1920) war Botschafter Israels in Frankreich, der Bundesrepublik Deutschland und in der Schweiz.

Von den Schweizer Mitarbeitern Jadassohns, die später auf anderen Gebieten als der Dermatologie tätig waren, seien drei Namen genannt: Ernst Hedinger (1873-1924), 1907 als ausserordentlicher Professor nach Basel berufen, ab 1922 Ordinarius für Pathologie in Zürich; Hans Wildbolz (1873-1940), der Gründer der Urologie in Bern, wurde 1902 Privatdozent, 1912 Chefarzt der nichtklinischen chirurgischen Abteilung am Inselspital, 1919 Extraordinarius und 1940 persönlicher Ordinarius für urologisch-chirurgische Diagnostik; Paul Lauener (1887-1983), einer von über 20 Doktoranden Jadassohns, 1917-1952 hauptamtlicher Schularzt der Stadt Bern. Bei Jadassohn habilitierten sich 1903 Jakob Schwenter (1857-1938) und 1905 dessen Frau Wilhelmine Schwenter-Trachsler (1841-1916).

Hans Wildbolz erinnerte sich 1936 an seinen Chef:

«... Am stärksten und nachhaltigsten kam seine Lehrgabe aber zur Auswirkung in den täglichen Gesprächen mit seinen Assistenten und den vielen ärztlichen Gästen der Klinik. Fast täglich gab ein Kranker, der sich zeigen kam, gab ein Untersuchungsergebnis, das ein Assistent dem Chef vorlegte oder die Frage eines im Laboratorium arbeitenden Doktoranden den Anlass zu einem improvisierten Vortrag von Jadassohn an die sofort um ihn sich sammelnden Mitarbeiter. Wer da den kleinen Mann mit der hohen Denkerstirne und den ausdrucksvollen klugen Augen, umringt von Lernbegierigen sah, wer hörte, wie er klar alle die Fragen, die durch die

Einzelbeobachtung aufgeworfen wurden, besprach, wie er nicht nur Beobachtungen aus seinem Sondergebiete zu Vergleichen heranzuziehen wusste, sondern ebenso oft solche aus dem einen oder andern Grenzgebiete oder gar aus scheinbar entfernt liegenden Gebieten der Naturwissenschaften, wie er dabei immer ein geordnetes Wissen und ein wohlbegründetes Urteil bekundete, dem erschien er unwillkürlich als der klassische Philosoph des alten Hellas, der im Kreise seiner Schüler Weisheit lehrte. Auch bei Jadassohn offenbarte sich in seiner Rede ein heiliger Eifer, ein Ringen um Erkenntnis des Wahren, womit er seine Schüler in den Bann seiner Persönlichkeit zog.» (25)

OSKAR NAEGELI UND PAUL ERNEST ROBERT

Als Jadassohn 1917 von Bern wegging, wählte die Regierung Oskar Naegeli (1885-1959) (Abb. 6, S. 79), den ehemaligen Assistenten der Klinik, der in Bern eine Privatpraxis führte, zum Nachfolger. Die Fakultät hatte anders lautende Vorschläge eingereicht, doch bestanden die Behörden auf einem Schweizer. Naegeli, der nicht habilitiert war, versah sein Amt zuerst als Extraordinarius; erst ab 1931 war er Ordinarius (2). Zu dieser Zeit waren auch endlich die Pläne zum Um- und Ausbau der Klinik verwirklicht worden (1930), die noch der Vorgänger ausgearbeitet hatte. Bis dahin mussten immer wieder akut venerisch Erkrankte wegen Platzmangel abgewiesen werden. Nun erlaubte die Erweiterung des Gebäudes um 22 Meter gegen Westen die Unterbringung der Krätzebäder im Untergeschoss, der Kinderabteilung im Parterre und der hautkranken Männer im 1. Stockwerk. Das Flachdach diente als Patiententerrasse. Auch erhielt das Haus einen Bettenlift. Durch die Unterbringung der Röntgentherapie und der Laboratorien gingen im Altbau 27 Betten verloren, im Neubau entstand dagegen neuer Raum für 47 Betten; von den insgesamt 20 neuen Betten durften aus Spargründen nur 10 belegt werden (erst 1942 erfolgte die Vollbelegung von 116 Betten). Man verstand diesen Zuwachs als «einen Schritt vorwärts im Kampf gegen die Geschlechtskrankheiten im Kanton Bern und einen Gewinn für die allgemeine Krankenpflege» (12: 1926).

1917 unternahm die Inseldirektion - wie bereits 1911 - einen Vorstoss, beim Staat eine Gleichbehandlung der (nichtklinischen) Patienten im «Pfründerhaus» und im «Kurhaus» zu erreichen; immer noch wurde nämlich für sie (nach dem Gesetz von 1899) nur Fr. 1.- je Pflegetag vergütet und der klinische Betrieb mit Fr. 20'000 jährlich subventioniert; dabei hatten gerade die verbesserten Behandlungsmethoden zu einer stärkeren Kostensteigerung als in anderen Disziplinen geführt. Für die übrigen Kliniken war der Beitrag durch den Vertrag von 1910 auf maximal Fr.

200'000 erhöht worden (12: 1918). Erst 1922 stellte ein Gesetz die finanzielle Unterstützung des Inselspitals auf eine neue Grundlage, indem nun jährlich der Kanton und die Gemeinden Beiträge von 40 bzw. 20 Rappen je Kopf der Wohnbevölkerung entrichteten und das Vermögen der Inselkorporation um 2 Millionen Franken aufgestockt wurde. Zugleich wurden nun auch für die nichtklinischen dermatologischen und venerologischen Patienten Fr. 2.- je Pflegetag vergütet (12: 1923).

1941 trat Prof. Naegeli aus gesundheitlichen Gründen in den Ruhestand, nachdem er anfangs 1940 seinen Posten verlassen hatte (12: 1940). Sein Nachfolger wurde Paul-Ernest Robert (1906-1953) (Abb. 7, S. 79), der aus dem neuenburgisch-bernischen Jura stammte, sich in Zürich bei F. Miescher und in Basel bei W. Lutz zum Dermatologen ausgebildet hatte und als Oberarzt eben im Begriff war, sich in Basel zu habilitieren. Er wurde zuerst Extraordinarius, 1945 Ordinarius. Robert erwies sich als mitreissender Lehrer; als «Vertreter romanischer Geisteskultur» wurde er in der Fakultät hochgeschätzt. Gleich bei seinem Amtsantritt war die Betreuung des Pfründerhauses an die nichtklinische medizinische Abteilung abgetreten worden, ein längst fälliger Schritt. Dank dem Legat des Amerika-Berners Ernst Otz wurde das Pfründerhaus 1951 zu dem nach dem Donator benannten Heim erweitert (6, 12: 1951, 15).

Die Zeit des Zweiten Weltkriegs brachte für das Inselspital zahlreiche Erschwerungen. So mussten 1939 zwei Drittel der Assistenzärzte und sämtliche Pfleger (bis auf einen) in den Militärdienst einrücken. Das Spital unterstand dem Platzkommando Bern, und auf der Dermatologischen Klinik wurde eine «Militärstation für geschlechtskranke Soldaten» geführt. Mit hospitalisierten «internierten» Militärpersonen kamen auch seltenere Krankheiten zur Behandlung. So konnten z. B. 1944 die Erfolge von «Cibazol» bei Ulcus molle beobachtet werden. Aber auch die häufige Gonorrhoe konnte nun, nachdem die Sulfonamide zur Verfügung standen, kausal behandelt werden (6).

Nach Kriegsende begann im Inselspital eine Phase intensiver Planung. Viele Gebäude und Einrichtungen waren infolge jahrzehntelanger Sparsamkeit veraltet und erforderten dringend eine Erneuerung. Auch die Spitalfinanzierung musste auf eine neue Grundlage gestellt werden. So erhöhte der Grosse Rat 1948 den Beitrag an den Betrieb der Kliniken von Fr. 420'000 auf Fr. 600'000, und 1949 wurde in der Volksabstimmung das neue «Spitalhilfsgesetz» angenommen; nun bezahlte der Staat pro Kopf der Wohnbevölkerung 80 Rappen, die Gemeinden 40 Rappen (12: 1948, 12: 1949). Noch immer bestand aber die Satzung, dass arme Berner unentgeltlich zu behandeln seien.

1950 begann Prof. Robert mit der Planung der Erneuerung der Kliniklaboratorien, in denen er über Pigmentbildung forschte; ein grösserer Hörsaal war ebenfalls dringend notwendig, auch wenn das Motto lautete: «Ce n'est pas la cage dorée qui fait la valeur des oiseaux.» Robert sollte die Verwirklichung (1954) nicht mehr erleben; unerwartet starb er 1953 an einem Herzinfarkt, nur 47jährig (6, 12: 1953, 15).

HANS KUSKE

Bereits vor Roberts Berufung interimistisch mit der Leitung der Klinik betraut, wurde Hans Kuske (1909-1970) (Abb. 8, S. 80) 1954 zum Extraordinarius gewählt und 1957 zum Ordinarius befördert. Er hatte seine Laufbahn 1933 als Assistent an der Berner Klinik begonnen und war später Sekundärarzt bei Prof. Naegeli. 1941 hatte er sich habilitiert und 1943 eine Privatpraxis eröffnet (15).

Nachdem die bernischen Stimmbürger 1958 einen Baukredit von 69 Millionen Franken zum Neubau von Universitätskliniken, des Bettenhochhauses und des Operationstraktes bewilligt hatten, stimmte der Grosse Rat 1959 dem Bau einer Dermatologischen Poliklinik zu (12: 1958, 12: 1959, 15). Diese konnte 29. November 1961, am Stiftungstag der Insel, offiziell eingeweiht werden.

Kuskes Habilitationsschrift von 1941 befasste sich mit der Wiesenpflanzendermatitis, einer durch Kontakt mit Pflanzen hervorgerufenen Photosensibilisierung der Haut. Entsprechend einem wachsenden Bedürfnis führte die Dermatologische Klinik seit 1963 eine Allergiesprechstunde (12: 1963), die 1965 auch für ambulante Patienten geöffnet wurde. Seit 1961 hatte Dr. Alain L. de Weck in der Klinik eine Forschungsgruppe aufgebaut, die 1967 zu einer «Abteilung für Allergologie und klinische Immunologie» erweitert wurde und sich 1971 als «Institut für klinische Immunologie» verselbständigte (7). Kuske war eine kraftvolle Persönlichkeit mit vielseitigen Interessen. So war er Präsident der Ärztegesellschaft des Kantons Bern (1956-1966), der Schweizerischen Dermatologischen Gesellschaft (1966-1969) und der «Berner Kunsthalle» (1955-1970). 1970 starb er - noch im Amt - während eines Ausritts an einem Herzleiden (15).

ALFRED KREBS

Auch Kuskes Nachfolger, der Berner Alfred Krebs (geb. 1923) (Abb. 9, S. 80), begann seine Tätigkeit 1970 als Extraordinarius.

Nach einer breiten Ausbildung insbesondere in Innerer Medizin (mit Facharzt-Diplom) habilitierte er sich 1967 in Bern bei Prof. Kuske, bei dem er zuerst als Assistent, 1962 als Oberarzt und Chefarzt-Stellvertreter tätig war. An der Dermatologischen Klinik führte er eine phlebologische und andrologische Sprechstunde ein, ebenso Stationen für Lichttherapie und dermatologische Kosmetik. Nach gründlicher Modernisierung und Erweiterung wurde am 11.11.1977 die erneuerte Klinik bezogen (13) (Abb. 11, S. 81). Prof. Krebs engagierte sich in der Reform des studentischen Unterrichts und intensivierte den Kontakt mit den niedergelassenen Dermatologen. Langjährige Forschungen auf dem Gebiet der Arzneimittelexantheme verwertete er zusammen mit K. Zürcher im Lehrbuch «Hautnebenwirkungen interner Arzneimittel» (1980, 2. Aufl. 1992). Weitere Arbeiten galten der Pathogenese und Therapie der Psoriasis und den Pigmentstörungen. Von 1985 bis 1987 präsidierte er die Schweizerische Dermatologische Gesellschaft (14, 15, 24, 27).

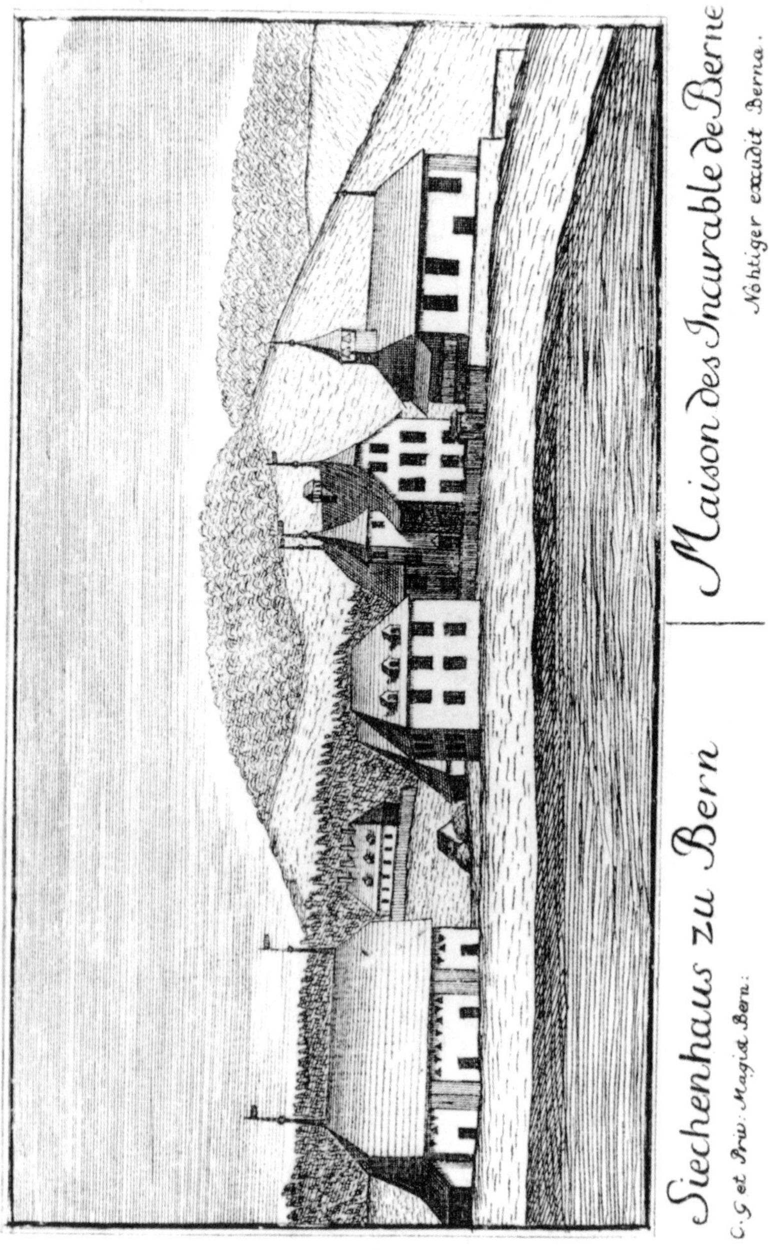

Abb. 1. Siechenhaus zu Bern auf dem heutigen Waldau-Areal: Im Vordergrund Kapelle, Siechenschlössli (Verwalterwohnung), Kornhaus, Kurhaus (verdeckt) und Scheune, im Hintergrund das 1749 bezogene «Tollhaus». Bildersammlung Medizinhistorisches Institut Bern

Die Dermatologische Universitätsklinik und -Poliklinik Bern

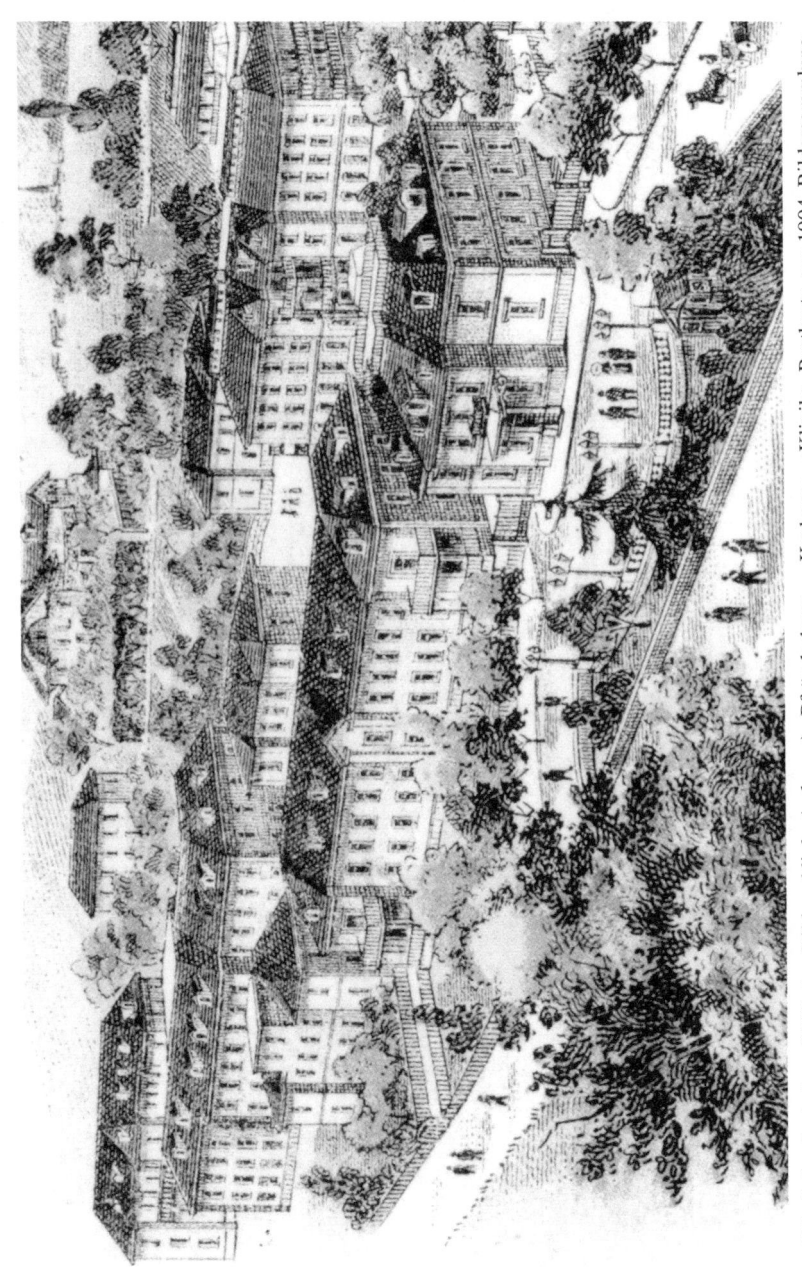

Abb. 2. Inselspital um 1904. Am Bildrand links (v. l. n. r.) «Pfründerhaus», «Kurhaus», «Klinik». Postkarte, um 1904, Bildersammlung Medizinhistorisches Institut Bern.

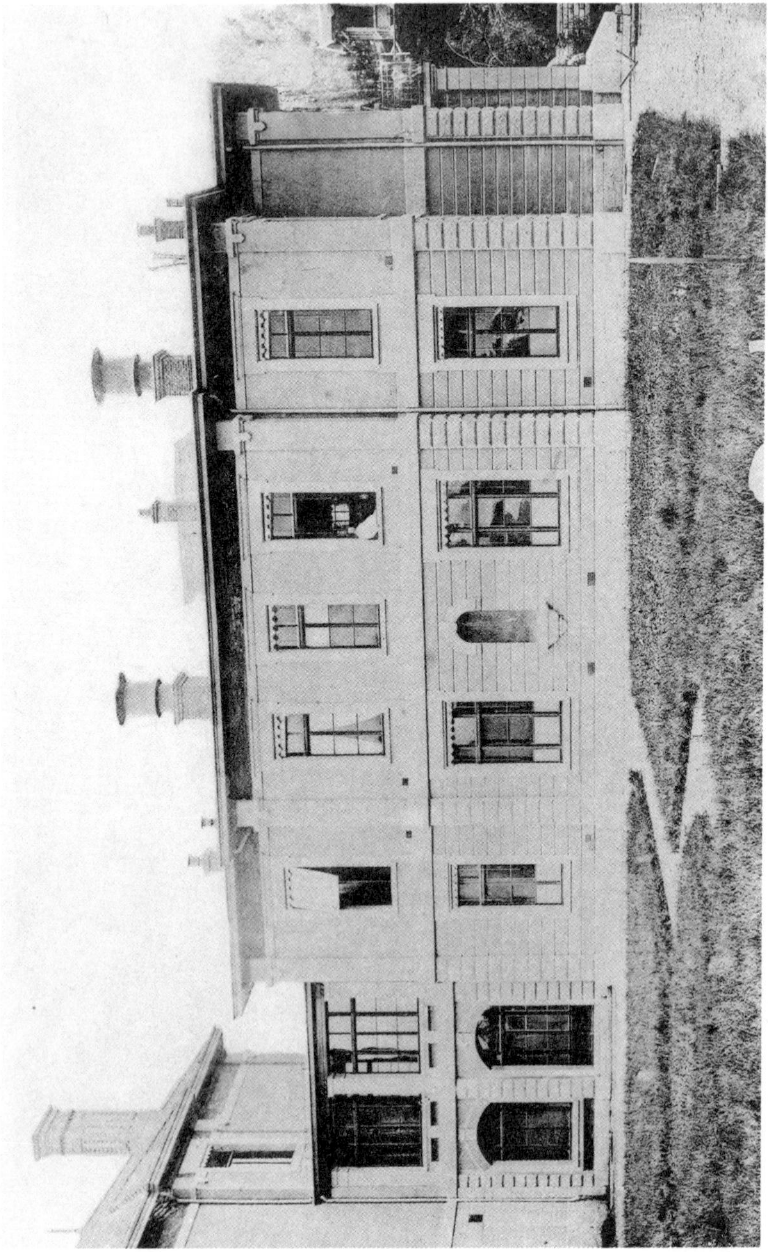

Abb. 3. Die Dermatologische Klinik, 1896. Aus: Die naturwissenschaftlichen und medizinischen Institute der Universität Bern 1896. Biel 1896.

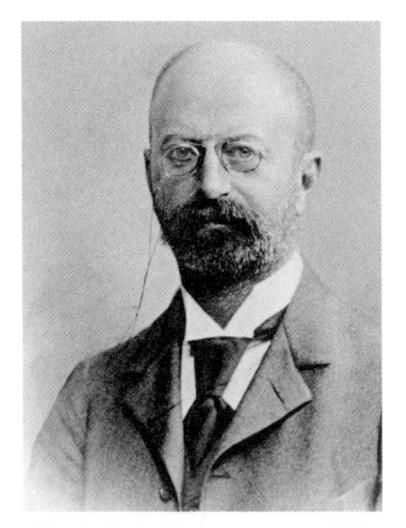

Abb. 4. Prof. Edmund Lesser (1852-1918), 1892 erster Professor der Dermatologie und Venerologie in Bern, ab 1896 in Berlin. Fotodokumentation Dermatologische Universitätsklinik Bern.

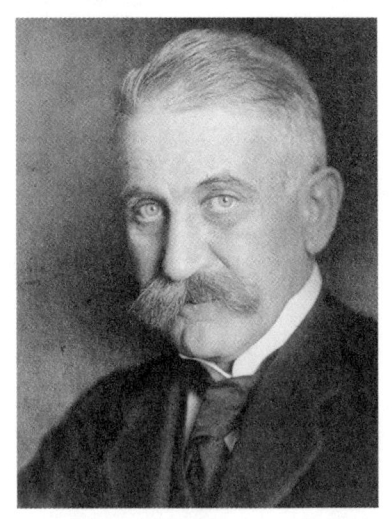

Abb. 5. Prof. Joseph Jadassohn (1863-1936), Leiter der Berner Klinik 1896-1917. Fotodokumentation Dermatologische Universitätsklinik Bern.

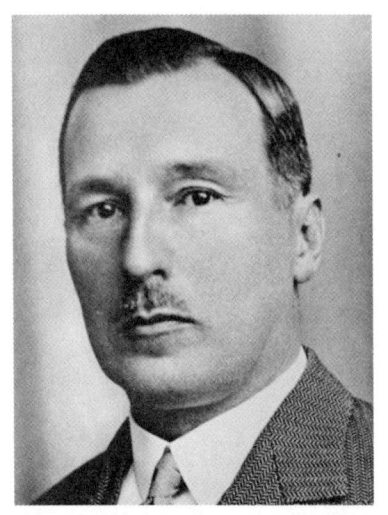

Abb. 6. Prof. Oskar Nägeli (1885-1959), Leiter der Berner Klinik 1917-1941. Bildersammlung Medizinhistorisches Institut Bern.

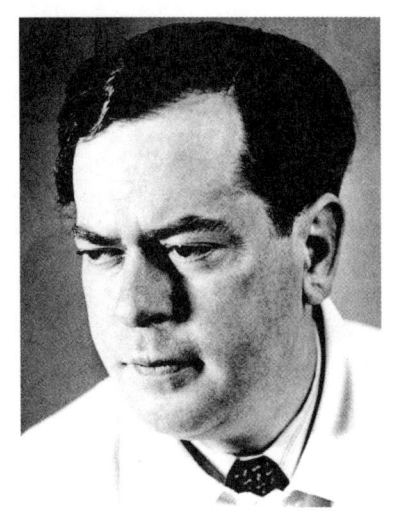

Abb. 7. Prof. Paul-Ernest Robert (1906-1953), Leiter der Berner Klinik 1941-1953. Bildersammlung Medizinhistorisches Institut Bern.

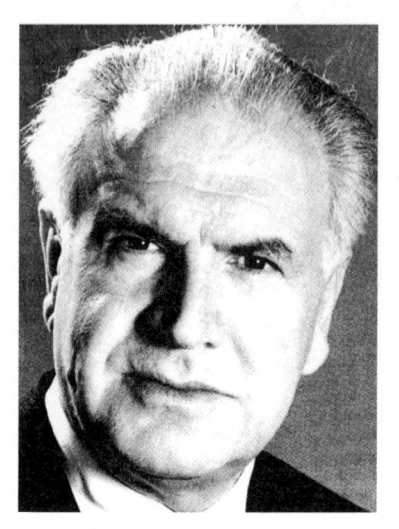

Abb. 8. Prof. Hans Kuske (1909-1970), Leiter der Berner Klinik 1954-1970. Bildersammlung Medizinhistorisches Institut Bern.

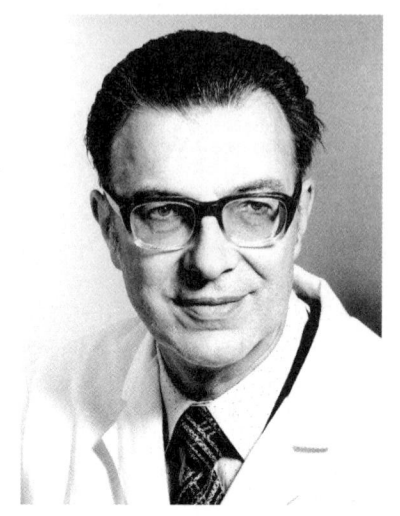

Abb. 9. Prof. Alfred Krebs (geb. 1923), Leiter der Berner Klinik 1970-1989. Fotodokumentation Dermatologische Universitätsklinik Bern.

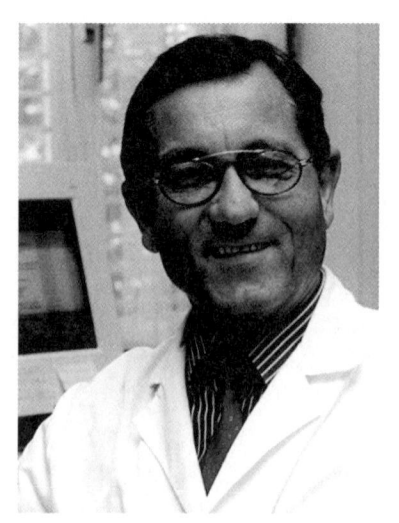

Abb. 10. Prof. Lasse Braathen (geb. 1942), Leiter der Berner Klinik seit 1989. Fotodokumentation Dermatologische Universitätsklinik Bern.

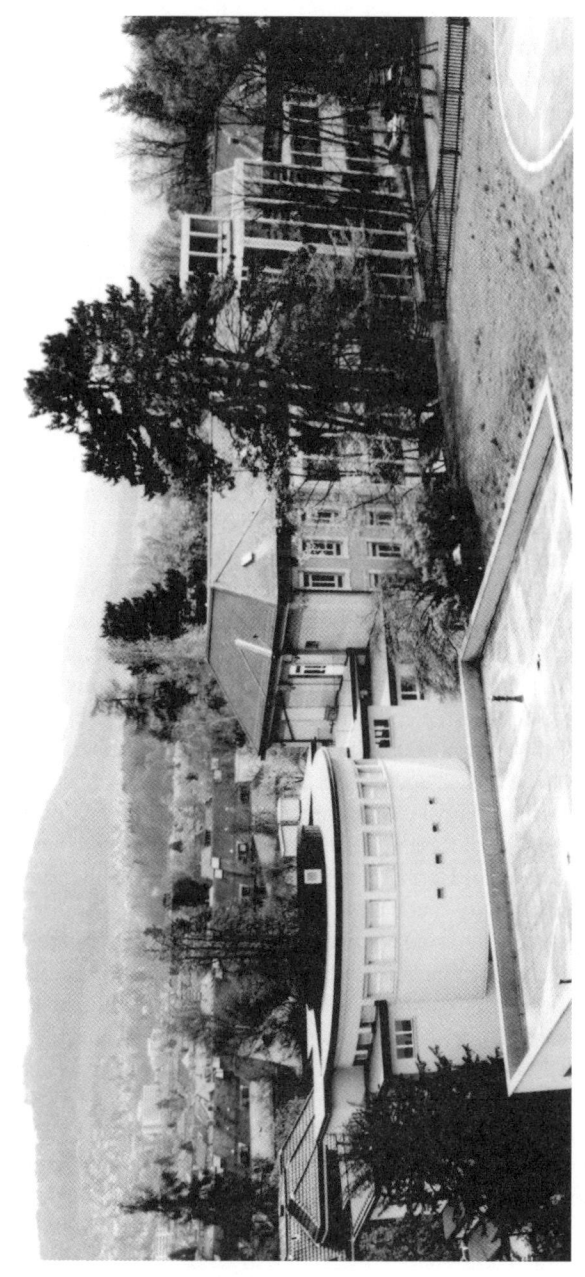

Abb. 11. Ansicht der Dermatologischen Universitätsklinik Bern von Norden, 1989; links der Hörsaal von 1954, rechts die Erweiterung von 1977. Fotodokumentation Dermatologische Universitätsklinik Bern.

Die Gegenwart

Die Dermatologische Klinik wird seit 1989 von Chefarzt Prof. Dr. med. L.R. Braathen (Abb.10, S. 80) geleitet (4, 23). Er hatte in Freiburg im Breisgau Medizin studiert und nachher seine dermatologische Ausbildung an der Dermatologischen Klinik des Nationalspitals Norwegen in Oslo absolviert. Er war vor dem Antritt in Bern Professor und Vizechef dieser Klinik sowie Mitte der 80er Jahre während vier Jahren Präsident der Norwegischen Dermatologischen Gesellschaft. Seine Forschungsschwerpunkte waren insbesondere die antigenpräsentierende Funktion der epidermalen Langerhans-Zellen, die In-situ-Identifizierung von Lymphozyten bei entzündlichen Dermatosen sowie die HIV-Infektion der Langerhans-Zellen. Forschungsmässig führte er in Bern v.a. die Immunodermatologie weiter mit einem vom Schweizerischen Nationalfonds finanzierten Projekt über die immunologische Charakterisierung von Zellen und Zytokinen in afferenter Hautlymphe. Andere Schwerpunkte waren verschiedene Melanomvakzinationsprojekte mit mutierten Ras-Peptiden und melanomassoziierten Antigenen, welche von der Berner Krebsliga finanziell unterstützt wurden. In den vergangenen Jahren wurden auch die Behandlungen von Vitiligo aufgenommen und verschiedene konservative Behandlungsmethoden angewendet, aber auch die autologe Melanozytentransplantation eingeführt und weiterentwickelt. Ein weiterer Schwerpunkt seiner klinischen und wissenschaftlichen Tätigkeit in den letzten Jahren umfasste die photodynamische Therapie. Insgesamt hat seine klinische und wissenschaftliche Tätigkeit zu über 200 Publikationen geführt. Sein wissenschaftlicher Ruf widerspiegelt sich auch in der Angehörigkeit zur verschiedenen «advisory or editorial boards» von dermatologischen Zeitschriften wie Archives of Dermatological Research, Dermatology, Experimental Dermatology, European Journal of Dermatology, Hautarzt, Journal of the European Academy of Dermatology and Venereology. Besonders zu erwähnen ist auch sein Engagement und sind Mitgliedschaft in zahlreichen Ehrenämtern und Institutionen in der Schweiz und in Europa wie z.B. Präsident der Qualitätssicherungskommission der Schweizerischen Gesellschaft für Dermatologie und Venerologie, Mitglied der Studienleitung «Management im Gesundheitswesen» der Universität Bern, Präsident der European Immunodermatology Society, Koordinator der Eidgenössischen Medizinalprüfungen in Dermatologie, Vorstandsmitglied der Bernischen Krebsliga, Präsident der Swiss Tissue Repair Society, Präsident der European Society for Photodynamic Therapy. Im speziellen hat er zusammen mit weiteren Kollegen das European Dermatology Forum (EDF) gegründet und während den ersten vier Jahren präsidiert.

Das weitere ärztliche Personal der Dermatologischen Klinik besteht aus Prof. Dr. med. Th. Hunziker, der Leitender Arzt ist. Frau Dr. H. Nievergelt leitet das histologische Labor. Im Dienstleistungsbetrieb arbeiteten noch 5 Oberärzte (M. Brönnimann, R. Hunger, D. Simon, M. Streit, PD N. Yawalkar) sowie 9 Assistenzärzte/Ärztinnen, in der Regel 8 in der FMH Dermatologie-Ausbildung und 1 in der Ausbildung zum Allgemeinpraktiker. Dr. med. L. Zala ist Konsiliararzt für Histopathologie, Dr. med. Kernland-Lang Konsiliarärztin für Pädiatrische Dermatologie. Prof. Dr. G. Gaudernack ist Gastprofessor der Dermatologischen Universitätsklinik.

Die Dermatologische Klinik gliedert sich in eine Bettenstation, eine Tagesklinik und eine Poliklinik. Die ursprüngliche Zahl der Betten von 35 wurde 1989 auf 25 reduziert und gleichzeitig wurde dafür die Tagesklinik, welche eine wichtige Lücke zwischen Poliklinik und Bettenstation erfüllt, eröffnet. Im Rahmen der Ulkussprechstunde (geleitet von Dr. M. Streit) werden hier beispielsweise Patienten mit chronischen Beingeschwüren ärztlich beurteilt und durch geschultes Pflegepersonal behandelt. In der Poliklinik arbeiten 5-7 Assistenten/innen unter der Leitung eines Oberarztes. Je nach Krankheitsbild erfolgt die weitere Behandlung in einer Spezialsprechstunde. Es bestehen Spezialsprechstunden für Patienten mit malignem Melanom (Dr. R. Hunger), atopischem Ekzem (Dr. D. Simon), Vitiligo (Prof. Braathen), Hyperhidrose, speziell die Behandlung mit Botulinum-Toxin, Haarerkrankungen und Ulzera. Interdisziplinäre Sprechstunden gibt es auf dem Gebiet der Phlebologie, Plastischen Chirurgie, Dermato-Pädiatrie und der Dermato-Gynäkologie. 1995 wurde auf Anregung von Prof. Braathen am Inselspital ein Melanom-Board (Dermatologie, Medizinische Onkologie, Plastische Chirurgie, Pathologie und Nuklearmedizin) ins Leben gerufen mit dem Ziel, den Melanompatienten im Rahmen eines interdisziplinären Gremiums eine optimale Betreuung zu offerieren. Ab 1996 besteht ein Hämangiom-Board, in welchem Problemfälle interdisziplinär durch die Kollegen der Kinderchirurgie, der Plastischen Chirurgie, der Diagnostischen Radiologie und der Dermatologie (Prof. Th. Hunziker) beurteilt und betreut werden. Zur Neurodermitis-Schulung der Patienten (Dr. D. Simon) bietet die Klinik interdisziplinäre Kurse für Gruppen von 8-12 Personen an (Arzt, Psychologe, Ernährungsberater, Pflegepersonal, Entspannungstherapeut). Weitere spezielle Dienstleistungsstellen sind ein Labor für mykologische und dermato-allergologische Diagnostik, ein dermato-histopathologisches Labor, Abteilungen für Röntgen-, UV- und photodynamische Therapien, Iontophorese-Therapie, Lasertherapie (CO_2-, Argon- und Farbstofflaser), Dermatochirurgie und Kosmetik. Für Lehre und Forschung besteht ein Fotolabor.

Im Jahre 2002 wurden auf der Bettenstation 396 Patienten stationär abgeklärt und behandelt. Des weiteren wurden insgesamt 34'662 ambulante Konsultation in der Dermatologischen Poliklinik, Tagesklinik und den weiteren Spezialsprechstunden verzeichnet. Ferner wurden im histologischen Labor 50'497 Präparate untersucht.

Als Universitätsklinik werden zahlreiche Lehrveranstaltungen durchgeführt. Im Rahmen der Studentenausbildung finden jährlich 7 dreiwöchige Blockunterrichtsperioden statt, welche mit Patientenuntersuchungen und Vorlesungen unter der Leitung eines Tutors (Chefarzt, Oberarzt oder älterer Assistenzarzt in der FMH-Ausbildung) durchgeführt werden. Zudem findet im Sommersemester eine Vorlesungsserie für Studenten der Zahnheilkunde statt. Mitarbeiter der Klinik unterrichteten im weiteren an der Schule für Gesundheits- und Krankenpflege des Inselspitals und an der Schule für Ernährungsberatung des Inselspitals. Die Assistenten-Fortbildung findet jeweils 3 mal wöchentlich statt. Im Rahmen der Weiter- und Fortbildung veranstaltet die Dermatologische Klinik auch mehrere Fortbildungsnachmittage für die Kantonal-Bernischen Dermatologen; zusammen mit der Dermatologischen Universitätsklinik Basel werden jährlich 4 Fortbildungsnachmittage veranstaltet, die abwechselnd in Bern oder Basel stattfinden.

In der Dermatologischen Universitätsklinik wird des weiteren ein Forschungslabor betrieben. Nach seinem Forschungsaufenthalt im Harvard Skin Disease Research Center, Boston, USA, wird das Labor seit 2003 von PD Dr. med. N. Yawalkar geleitet. Die Forschungsschwerpunkte umfassen den Themenkreis der Immunodermatologie. Insbesondere werden pathogenetische Mechanismen bei entzündlichen Erkrankungen wie der Psoriasis (M. Brönnimann, N. Yawalkar, L.R. Braathen) und der atopischen Dermatitis (D. Simon, N. Yawalkar, L.R. Braathen) untersucht. Ein weiterer Schwerpunkt bildet die Untersuchung pathogenetischer Mechanismen bei Arzneimittelexanthemen (N. Yawalkar in Zusammenarbeit mit Prof. W. Pichler, Allergologische Poliklinik, Inselspital Bern). Seit seiner Rückkehr aus den USA (University of California, Los Angeles) setzt Dr. R. Hunger seine Forschung sowohl auf dem Gebiet der CD1a+ dendritischen Zellen als auch der Melanomvakzinierung fort. Weitere Forschungsgebiete umfassen die kutanen T-Zell-Lymphome (N. Yawalkar) und die Vitiligo (M. Brönnimann, N. Yawalkar, L.R. Braathen).

Schliesslich bleibt zu erwähnen, dass die Dermatologische Klinik im Jahr 2003/2004 teilweise umgebaut und renoviert wird. Der Umbau ist auf

Grund der Verlegung der Bewachungsstation des Inselspitals in das zweite Stockwerk des Gebäudes veranlasst worden. Somit kommt es zu einer Verdichtung der Bettenstation mit Verbesserung der sanitären Anlagen, zum Umbau des Polikliniktraktes mit zusätzlichen Untersuchungsräumen, neuen Arbeitsräumen für die Oberärzte, Assistenten und den Fotografen, sowie zum Neubau eines Forschungslabors. In den letzten Jahren sind in der Dermatologischen Klinik in Bern wesentliche Erneuerungen eingeführt worden, die sowohl zur optimalen Betreuung der Patienten als auch zur Förderung dieses Fachgebietes geführt haben.

Literatur

1) Bloch B.: Edmund Lesser †. Corr-Bl f Schweiz Aerzte 1918;48: 1284-1285.

2) Boschung U. (2000): Zwischen Öffnung und Abwehr: Hundert Jahre Berufungs- und Beförderungspraxis an der Medizinischen Fakultät der Universität Bern (1836-1936). In: Eisner G., Moser R. (Hrsg.), Reiz und Fremde jüdischer Kultur. Bern, Haupt, 2000, pp. 103-142.

3) Boschung U., Braathen L. R.:Die Dermatologische Universitätsklinik und-poliklinik Bern. Hautarzt 2001; 52: 1049-1056.

4) Braathen L. R.: Die Dermatologische Universitätsklinik Bern im Jubiläumsjahr. Dermatologica Helvetica 1992; 7: 17-24.

5) Caviezel-Rüegg Z., Herzog G., Müller-Landgraf I., Röthlisberger R., Schneeberger E.: Die Waldau bei Bern. Bern, Schweizerische Kunstführer, 1998.

6) Day M.: Die Geschichte der Dermatologischen Universitätsklinik in Bern von 1892 bis 1953. Diss. med. Bern, 1982.

7) de Weck A. L.: 25 Jahre Allergie und klinische Immunologie. Bern, 1992.

8) Eulner H.-H.: (1970) Die Entwicklung der medizinischen Spezialfächer an den Universitäten des deutschen Sprachgebietes. Stuttgart, Enke, 1970.

9) Jadassohn J., Bayard A.: Ueber Lepra im Kanton Wallis. Corr-Bl f Schweiz Aerzte 1907; 37: 1-11, 42-47.

10) Jadassohn J.: Unsere Erfahrungen mit 606. Medizinisch-pharmazeutischer Bezirksverein Bern, Wintersitzung, 22.11.1910. Corr-Bl f Schweiz Aerzte 1911;41: 139-140.

11) Jadassohn J.: (Gesuch an den Regierungsrat des Kantons Bern). Staatsarchiv Bern, BB III b, 580,1915.

12) Jahresberichte der Insel- und Ausserkrankenhauskorporation. Bern 1891-1907 - Jahresberichte der Inselkorporation. Bern 1908-1958 - Jahresberichte des Inselspitals, Bern 1959 ff.

13) Krebs A.: Einweihung der neuen Dermatologischen Klinik. Inselbote 1977;11,4:15-21.

14) Krebs A.: Dermatologie im Wandel der Zeit. Abschiedsvorlesung. Inselbote 1989; 23 (Dez.): 48-59.

15) Krebs A.: Zur Geschichte der Dermatologischen Klinik der Universität Bern. Dermatologica Helvetica 1992;7: 5-15.

16) Küng D.: Die Geschichte des dermatologischen Unterrichts an der Universität Bern von 1834-1892. Diss. med. Bern, 1967.

17) Lutz W.: Professor Dr. Josef Jadassohn †. Schweiz. Med. Jahrbuch 1937: XVII-XLIII.

18) Messmer B. L.: Das Siechenhaus oder Äussere Krankenhaus von Bern. Bern, Stämpfli, 1828.

19) Müller-Landgraf I., Ledermann F.: Medizin und Pharmazie in Bern - Eine Zeitreise. Bern, Stämpfli, 1997.

20) Paschoud J. M.: Zur Geschichte der Dermatologie in der Schweiz. Deutsche Einflüsse auf ihre Entwicklung. Derma-Report 1984;8,1: 9-11; 1985; 9,1: 28-29.

21) Rennefahrt H., Hintzsche E.: Sechshundert Jahre Inselspital, 1354-1954. Bern, Huber, 1954.

22) Schnyder U. W.: Beziehungen der deutschen zur schweizerischen Dermatologie seit 1892. In: Burg G. (Hrsg.) Dermatologie. Entwicklungen und Beziehungen zu anderen Fachgebieten. Urban & Schwarzenberg, 1988,pp. 191-197.

23) Streit M. (Hrsg.) Festschrift zum 60. Geburtstag von Prof. Dr. med. Lasse R. Braathen. Bern, 2002.

24) Suter H.: Der Dermatologe Prof. Dr. med. Alfred Krebs wird 70jährig: Ein bedeutender Berner Arzt. Der Bund 28.9.1993.

25) Wildbolz H.: Prof. Dr. J. Jadassohn †. Schweiz Med. Wschr 1936; 66: 594-595.

26) Wyss S.: Radiologie in Bern, 1896-1946. Diss. med. Bern,1995.

27) Zala L., Braathen L. R.: Prof. Dr. Alfred Krebs, Direktor 1970-1989. Dermatologica Helvetica 1992;7: 16.

DERMATOLOGEN UND DERMATOLOGIE AN DER UNIVERSITÄT BASEL 1460-1913. DIE DERMATOLOGISCHE UNIVERSITÄTSKLINIK BASEL 1913-2003

THEO RUFLI

DIE GRÜNDUNG DER UNIVERSITÄT 1460

Zur Zeit der Gründung der Basler Universität war von Dermatologie natürlich noch keine Rede. Wir begegnen aber 1477/78 einem Professor, der eine Spur in der Geschichte der Venerologie hinterlassen hat: Es war der damalige Leibarzt des Markgrafen von Baden Dr. Johannes Widmann, genannt Saleticus (1440-1524). Er wurde 1477 Stadtarzt und Ordinarius medicinae. Von 1484 –1520 war er in Tübingen Professor der Medizin und er starb am 31. Dezember 1524 in Pforzheim. Damals hat Widmann die sexuelle Übertragung der Syphilis erkannt. Diese Krankheit, 1493 im Jahre der Rückkehr Columbus' aus der Neuen Welt erstmals beschrieben, hat ihren Namen 1530 durch das Gedicht von Fracastorius erhalten, gedruckt bei Froben in Basel.

16. JAHRHUNDERT

Eine weitere nicht nur in der Dermatologie und Venerologie illustre Gestalt ist Theophrastus Bombastus von Hohenheim, Paracelsus (geboren 1493), der sich 1527 mitten im Reformationsstreit und den Pestepidemien in Basel niedergelassen hat, nachdem er Froben erfolgreich behandelt hatte. Paracelsus war gezwungen unter anderem wegen überhöhter Honorarforderungen im Februar 1528 bei Nacht und Nebel nach Colmar im Elsass zu flüchten. Paracelsus hat auch als Venereologe eine Spur hinterlassen: Er postulierte die Einheit von Gonorrhoe und Syphilis, die Gonorrhoe als erstes Stadium der Syphilis. Diese Irrlehre setzte sich für die nächsten 200 Jahre durch.

17. JAHRHUNDERT

Von den grossen, die Medizin wesentlich beeinflussenden Medizinern wie Felix Platter und Kaspar Bauhin wissen wir dermatologisch nicht allzu viel. Platter verfasste in den letzten Lebensjahren seine Lebenserinnerungen und lieferte mit einem Häuserverzeichnis der Stadt Basel und der Zählung der Pestkranken und Pesttoten eine akribische Beschreibung der Epidemie von 1610. Die Pest wird ja immerhin durch den Stich von Xenopsylla cheopis über die Haut übertragen. Felix Platter stand mehr als 40 Jahre an der Spitze der gesamten Ärzteschaft Basels, er war sechsmal Rektor, dreizehnmal Dekan. Er liess zwischen 1583-1614 drei grosse Werke erscheinen, wobei die Praxis medica (Praxeos sui decognoscendis praediscendis praecavendis currandis que affectibus homini incommodantibus) über mehr als 100 Jahre ein Standardwerk geblieben ist. Es ist das erste Handbuch der speziellen Pathologie und Therapie mit einer neuartigen Darstellung, die all die wichtigen Fragen in das Zentrum stellt, die sich dem Arzt auch am Krankenbett stellen. In der Praxis medica finden wir auch Kapitel über «De doloribus, dolores superficialis corporis» (Hautkrankheiten und Wunden) und «De vitiis in defoedatio» (Lues venerea, Lues elephantica und andere Krankheiten).

18. Jahrhundert

Mitte 18. Jahrhundert wurden die Doctores aliique viti clarissimi geschaffen, Ärzte, welche ohne Venia docendi nach altem Brauch zur Vorlesung berechtigt waren. Das wissenschaftliche Niveau der Fakultät litt, die Zustände im Spital waren katastrophal. Der Rat wurde bei der Fakultät vorstellig und die Professoren beteuerten, sie hätten seit 150 Jahren ungeheure Kosten eingespart. Ausser in Basel würden in der ganzen Welt die Ärzte vom Spital honoriert und dies in anständiger Höhe. Die Auseinandersetzungen wurden durch die politische Entwicklung beendet. Die helvetische Regierung übernahm die Oberaufsicht über die Universität. Unter den Doctores aliique viti clarissima las Johann Jakob Thurneysen der Ältere (1729-1789) von 1759-1778 neben Ars obsthetrica auch über «Morbi venerei». Diese Vorlesung wurde von J.J. Stückelberger 1789 übernommen und bis 1800 weitergeführt.

19. Jahrhundert

1842 wurde das Bürgerspital in den heute nicht mehr bestehenden «Neubau» zwischen der heutigen Spitalstrasse und Hebelstrasse verlegt. An dessen Nord- und Südende wurde je ein Pavillon für die Unterbringung der Haut- und Geschlechtskranken aufgebaut, ersterer für Männer, letzterer für Frauen. Die Geschlechtertrennung hat sich in Poliklinik und Bettenstationen der Dermatologie bis 1979, bezüglich der Wartezone gar bis in die Mitte der 80er Jahre tradiert! 1883 wurde das heute noch gültige Habilitationsverfahren eingeführt. Mit Theodor Burri, 1855 in Basel geboren, habilitierte sich 1893 erstmals ein Dozent für Dermatologie. Die Dermatologie wurde ab 1897 in einer eigenen Abteilung der Klinik für Innere

Medizin ausgeübt und unter der Leitung des «Oberassistenten», (heute stellvertretender Chefarzt), dem ausserordentlichen Prof. Jaquet, von Durchgangsassistenten versorgt . Prof. Jaquet verfasst einen Spezialbericht über die Hautabteilung für den Jahresbericht des Bürgerspitals Basel von 1898: *«Das Resultat des ersten Betriebsjahres der neu eingerichteten und am 1. Oktober 1897 eröffneten Abteilung für Haut- und Geschlechtskrankheiten hat unsere kühnsten Hoffnungen weit übertroffen. Wenn wir auch vom Bedürfnis einer solchen Abteilung überzeugt waren, so dachten wir doch, dass es einige Jahre brauchen würde zur Einführung des neuen Institutes beim Publikum und bei den Ärzten und zur Beseitigung der gewöhnlich mit einem solchen verbundenen Vorurteile».* Weiter führt Jaquet aus: *«Vor allem fällt die bedeutend geringere Zahl der geschlechtskranken Frauen auf. Dieselbe rührt einerseits davon her, dass viele geschlechtskranke Frauen im Frauenspital behandelt werden, namentlich Patientinnen, die an Gonorrhoe und an Komplikationen derselben leiden, anderseits davon, dass in Basel zur Zeit noch die barbarische Sitte herrscht, die geschlechtskranken Frauenzimmer, die von der Polizei abgefasst worden sind, im Gefängnis zu behandeln. (...) Es wäre an der Zeit, auch hier in Basel einen Unterschied zu machen zwischen Verbrechen und Krankheit und die geschlechtskranken Mädchen dem Orte zuzuweisen, wohin sie in erster Linie gehören, dem Spital. Als Folge einer derartigen Wiederkehr zu normalen Zuständen wäre dann wohl eine Abnahme der Zahl der Geschlechtskrankheiten unter den Männern zu erwarten».* Hier kommt die Haltung der damaligen Medizin zum Ausdruck, dass die Männer Opfer sind, die Frauen aber die Ursache der Geschlechtskrankheiten.

Ab 1905 ist Dr. Bruno Bloch, geboren 1878, verantwortlicher Assistent dieser Abteilung. Im Jahresbericht 1906 findet sich ein aufschlussreicher Abschnitt: *«Eine unerwartete Mehrarbeit ist in diesem Jahr der Hautabteilung, vor allem der Poliklinik derselben, erwachsen durch die im vorigen Winter plötzlich auftretende Haarkrankheit (Trichophytie) unter der hiesigen Jugend. Auf Wunsch der Trichophytiekommission übernahmen wir die Behandlung, über deren Kosten (Materialverbrauch und Zusatzpersonal) allerdings noch eine Abrechnung mit der genannten Kommission stattzufinden hat».* Im Souterrain des Merianflügels war ein Lokal herzurichten für den vom Staat angeschafften *«besonderen Röntgenapparat zur Bekämpfung der Haarkrankheit».* In den folgenden Jahren enthalten die Jahresberichte ausführliche Listen der bestrahlten, ausschliesslich benignen Dermatosen. 1907 weist die Dermatologische Abteilung 385 Aufnahmen bei 45 Betten nach, sieht in der Ambulanz 1443 Patienten in 11'618 Konsultationen. In einer ambulanten Krätze-Abteilung werden 247 Scabies-Patienten behandelt.

Die Dermatologie wird selbständig

1908 wird eine Abteilung für Hautkranke zur selbständigen Institution erklärt, die besondere Stelle eines ersten Assistenten wird für deren Leiter, Dr. Bruno Bloch geschaffen. Die Beförderung erfolgt auf den 01.10.1908.

Prof. Bruno Bloch 1908 - 1916

Am 30. Juli 1908 habilitierte sich Bruno Bloch, 1909 erhielt er einen Lehrauftrag für Dermatologie. Sein Rüstzeug holte er sich während eines längeren Aufenthalts in Bern bei Jadassohn und in Berlin bei dessen Vorgänger in Bern Edmund Lesser. Kürzere Aufenthalte führten Bloch auch ans Hôpital St. Louis in Paris und zu Riehl nach Wien. Im Jahresbericht von 1913 wird die Dermatologische Klinik erstmals als selbständige Klinik aufgeführt, Chef ist der am 22. Februar 1913 zum Extraordinarius ernannte Bruno Bloch. Die Klinik hat einen regulären Assistenten (Maurice Bourgeois), einen bezahlten Volontärassistenten (Wilhelm Lutz) und einen Interimsassistenten (med. pract. Guido Miescher). Pilzinfektionen, Hauttuberkulose und die Jodoform-Idiosynkrasie waren die Hauptthemen Blochs während seiner Basler Jahre.

Einige einer Retrospektive wohl anstehende "highlights" mögen hier eingefügt werden: Erfahrungen über die Behandlung der Syphilis mit Dioxydiaminoarsenobenzol (Ehrlich 606)

«*und nun – so scheint es – sind wir, dank dem genialen Forscherblick eines Ehrlich, an der Peripathie angelangt, und die tragische Spannung, die sich seit 4 Jahrhunderten auf die Völker Europas gelegt hat, so viele Bewegungen hemmend, so viel Kummer und Leid auf Schuldige und Unschuldige häufend, scheint sich nun endlich und gültig zu lösen*».

Ableitende Verfahren in der Dermatologie: «*Ob wir ein Agarröhrchen mit einer Pilzkultur in der Tasche nachtragen oder die Sporen in unseren Haarschäften und im Nagel beherbergen, das kommt für unseren Organismus auf ein und dasselbe hinaus. In beiden Fällen hat er gleich wenig Veranlassung und Möglichkeit, sich der Eindringlinge zu erwehren. Bei der Frage nach dem Sitz und Ursprung der spezifischen Überempfindlichkeit kommt dem Blutserum keine Bedeutung zu*». Bloch hat auch belegt, dass die Jodoform-Idiosynkrasie einer zellulären und nicht einer humoralen Überempfindlichkeit entspricht. Allerdings ist aus heutiger Sicht seine Interpretation der Jodoform-Idiosynkrasie als Methyl- bzw. Methinüberempfindlichkeit ein Irrtum, was aber seine Verdienste nicht schmälern kann.

1916 folgt Bruno Bloch einem Ruf an die Universität Zürich, die einen neu geschaffenen Lehrstuhl für Dermatologie zur Besetzung ausschreibt. Basel kann sich nicht entscheiden, einen gesetzlichen Lehrstuhl, d.h. ein Ordinariat, zu schaffen und allenfalls sogar einen Neubau der Dermatologischen Klinik in Angriff zu nehmen, um den ungenügenden räumlichen Verhältnissen Rechnung zu tragen. Alle Anstrengungen, Bloch in Basel zu behalten, verfehlten ihr Ziel.

PROF. FELIX LEWANDOWSKY (1917-1922)

Wilhelm Lutz wurde per 15.8.1916 stellvertretender Oberarzt (heute interimistischer Chefarzt). Er ist 28 Jahre alt und steht im 4. Jahr der Dermatologie-Ausbildung in Basel. Die Nachfolgeregelung Blochs ist interessant. Dem wissenschaftlich sehr gut qualifizierten Kyrle aus Wien ist die angebotene Besoldung zu gering. Regierungsrat Mangold kann aber nicht mehr als 4'000 Franken Jahresgehalt anbieten und Kyrle telegrafiert zurück: *«Kommen unmöglich, bitte von meiner Berufung abzusehen».* Arndt in Berlin, auf den zweiten Listenplatz gesetzt, nahm einen Ruf aus Strassburg an. Kyrle erwartete nicht die bald folgende Hungersnot in Wien, Arndt ahnte nicht den Verlust Strassburgs als Stadt mit einer Deutschen Universität. Auch Jadassohn aus Breslau sagte ab. Deshalb wird in einem weiteren Bericht die Kuratel auf Felix Lewandowsky aus Hamburg aufmerksam gemacht. Aus Zürich kam die Aufforderung, man solle an den jungen in Zürich niedergelassenen Basler Merian denken, dessen Habilitation dort aber eben gerade als ungenügend taxiert abgelehnt worden war. Man ging deshalb darauf nicht ein, wie man auch den 28-jährigen Wilhelm Lutz nicht in einem Provisorium als Autodidakt verkommen lassen wollte. Wilhelm Lutz hatte sich im Februar 1917 habilitiert. Die Kuratel erklärt in ihrem Bericht in gewundener Sprache jedem Vorwurf vorbeugend: *«Wir haben in den ersten Berichten zwei erstklassige christliche Dermatologen vorgeschlagen (Arndt und Kyrle), da deren Berufung nicht zustande gekommen ist, glaubt die Kommission nicht davor zurückschrecken zu sollen, einen jüdischen Kandidaten vorzuschlagen».* Dieser Kandidat, Felix Lewandowsky, hatte in Berlin 1902 doktoriert. 1903-1907 war er Assistent bei Jadassohn in Bern. In seiner Forschung standen die Hauttuberkulose und die Ursache der Impetigo im Vordergrund. Lewandowsky antwortete sofort: *«Die namhaft gemachte Besoldung* (notabene 2200 Franken pro Jahr) *genügen mir, da materielle Verhältnisse nicht mitsprechen».* Aber Lewandowsky steht 1917 noch als Militärarzt an der russischen Front. Man benötigt die Hilfe des Chefs des deutschen Sanitätswesens. Generalarzt Schierning versetzte Lewandowsky ins Feldlazarett

Lörrach und wies den dort zuständigen Armeearzt an, Lewandowsky von Lörrach aus die Leitung der Dermatologischen Klinik in Basel übernehmen zu lassen. Am 01.06.1917 tritt dieser das Amt als Extraordinarius an und wird bereits im Mai 1918 zum ersten Ordinarius der Dermatologie in Basel befördert.

F. Lewandowsky stellt an der IV. Jahresversammlung der SGDV in Zürich am 10./11.7.1920 ein Krankheitsbild vor, das er Epidermodysplasia verruciformis nannte. Die ausführliche Publikation erfolgte zwei Jahre später posthum im Archiv für Dermatologie und Syphilis 1922; 141: 192-203, gemeinsam mit Wilhelm Lutz: Ein Fall von einer bisher nicht beschriebenen Dermatose: Epidermodysplasia verruciformis. Lewandowski waren nur noch wenige Lebensjahre vergönnt, er verstarb bereits am 31.10.1922 an einem Kolon-Karzinom.

Der frühe Tod des erst 42jährigen Lewandowsky wurde tief bedauert. Der Jahresbericht 1922 des Bürgerspitals Basel stellt fest: *«1921 verstarb am 31.10. nach längerem Leiden der Oberarzt der Dermatologischen Abteilung, Herr Prof. Lewandowsky, nach menschlichem Ermessen viel zu früh für Leidtragende und für die Wissenschaft. Er hatte am 01.06.1917 sein Amt an unserer Anstalt angetreten und hatte demselben seine volle Kraft und Hingebung gewidmet. Seine unermüdliche, pflichttreue Sorgfalt um die Patienten, sein gegen jedermann liebenswürdiges Wesen, sein Forschungseifer hatten ihm allgemeine Anerkennung und Zuneigung erworben. Sein Tod bedeutet einen schweren Verlust für unser Krankenhaus."* Wiederum musste Wilhelm Lutz in die Lücke springen und die Klinik ad interim führen.

Schuppli, der noch oft mit Erinnerungen an Lewandowsky konfrontiert wurde, schreibt 1960: *«Persönlich hat er seine Umgebung durch seine menschlichen Qualitäten beeindruckt, seine von Optimismus getriebene Vitalität und seine musikalische Begabung»*

PROF. WILHELM LUTZ 1922-1956

Wiederum musste die Stelle ausgeschrieben werden, die Expertenkommission benötigte für ihren Beschluss nur gerade drei Sitzungen. Lutz hatte sich noch wenig wissenschaftlich profiliert, nachdem er noch in der Ausbildung das Interregnum führen musste und erst in den vergangenen vier Jahren Kontinuität für seine Arbeit erhalten hatte. Dies ist auch an der Kadenz und Gewichtigkeit seiner Publikationen erkennbar. Die wichtigste Publikation jener Zeit ist sicher die gemeinsam mit seinem Chef Lewandowsky verfasste Erstbeschreibung der Epidermodysplasia verruciformis, die den Autoren ihr Eponym Lewandowsky-Lutz-Syndrom verdankt.

Die Expertenkommission hatte weitere Vorschläge erhalten, weitgehend dieselben wie schon 1915 nach dem Rücktritt Blochs. Josef Jadassohn ist bald 60-jährig, Arndt hat abgesagt und Kyrle wollte man nicht mehr fragen. Die jungen Deutschen und Österreicher seien aber nicht besser als die beiden jungen Schweizer, Lutz in Basel, 33-jährig und Miescher in Zürich. Miescher galt als wissenschaftlich wohl profilierter, Lutz wurde aber wegen seiner charakterlichen Eigenschaften vorgezogen. Der Erziehungsrat wies den Bericht zunächst wegen zu wenig berücksichtigter ausländischer Kandidaten zurück, Fakultät und Kuratel aber beharrten auf der primo loco Position von Wilhelm Lutz. Ein Brief Blochs aus Zürich gab den Ausschlag zugunsten der jungen Schweizer und am 21.07.1922 erfolgte die Wahl von Wilhelm Lutz zum Extraordinarius für Dermatologie und Venereologie. Fünfzehn Jahre später, 1937 wurde Lutz zum zweiten Ordinarius für Dermatologie und Venereologie in Basel befördert.

Die 1. Assistenten, Sekundärärzte und Oberärzte unter Wilhelm Lutz: 1922 beim Amtsantritt von Prof. Lutz ist die Stelle noch vakant, wird dann kurz von Max de Bumann und Friedrich Pitsch besetzt, von 1923-29 durch Dr. Wilhelm Brack, 1930 von Theodor Müller. Von 1935-1937 ist Armin Ackermann Sekundärarzt. 1937 wurde Paul Robert (geboren 1906) Nachfolger von Armin Ackermann. Er erarbeitete hier seine Habilitationsschrift zur Pigmentbildung und Pigmentanomalien bei Vitiligo, die er 1941 noch einreichte. Die Venia legendi aber benötigte er nicht mehr, da er am 30.9.1941 dem Ruf an die Berner Universitätsklinik am Inselspital folgte. Von 1944 bis 1950 besetzte Rudolf Schuppli die Stelle Robert's, ab 1949 neu Oberarzt genannt. Er verliess 1950 die Klinik, blieb ihr aber als externer Leiter der offiziell 1951 gegründeten Allergie-Poliklinik erhalten.

Eine erste wichtige Arbeit Schupplis erscheint 1943 über die Wirkung des Cibazols bei einer Lepra. Es war der erste mit Sulfonamiden behandelte Fall in Europa. Schuppli beschrieb auch die ersten Herde der Erntekrätze in der Nordwestschweiz. Die beobachtete und letztlich nicht geklärte Epidemie der Keratosis follicularis epidemica bekam wieder Aktualität nach der Umweltkatastrophe von Seveso. Auch ihn beschäftigte das Zusammenspiel von Haut und vegetativem Nervensystem, ein Thema mit langer Vorgeschichte an der Basler Klinik. Anlässlich der XXX. Jahresversammlung der SGDV 1948 in Basel demonstrierte Schuppli einen Fall von «Leukaemischen Infiltraten bei Lymphadenose», in denen er Spirochaeten nachgewiesen hatte, der Patient wurde mit Penicillin geheilt. Erst 1984 konnte dies durch die Entdeckung der Borrelia burgdorferi erklärt werden. 1950 dann legte Schuppli die gesamten Resultate seiner Untersuchungen zur Lehnhoffschen Spirochaete vor, alle mit negativem Resultat, ausser im oben erwähntem Einzelfall.

1951 bis 1955 war Ferdinand Wortmann Oberarzt. Er wurde von Pierre Kröpfli abgelöst, der ab Mitte 1955 Lutz während seiner letzten Monate im Amt unterstützte und von Rudolf Schuppli nach dessen Wahl übernommen wurde. 1955 publiziert er zusammen mit Schuppli die Parallelität der Häufigkeit positiver Nickelteste und Waschmittelekzeme, die zum Nachweis des damaligen Waschmittelekzems als Nickelkontaktallergie führte. Neben den erwähnten 1. Assistenten, Sekundär- und Oberärzten haben in der langen Zeit von Wilhelm Lutz auch einige Assistenzärzte ihre Facharztausbildung an der Klinik absolviert: Henri Piccard, Ernst Boerlin, Georges Gräflin, Maurice Maire und Henri Jeanneret.

Wilhelm Lutz wurde von seinen Kollegen, Mitarbeitern und Patienten gleichermassen verehrt. Er muss ein sehr höflicher, gütiger und rücksichtsvoller Mensch gewesen sein, der seine Klinik vor allem mit dem guten Beispiel führte. Dies geht aus allen Zeugnissen hervor, die von jenen Kollegen abgegeben werden, welche Wilhelm Lutz persönlich kannten. Das Dankesschreiben der Oberen Behörde zum Rücktritt von Professor Lutz 1955 unterstreicht dies deutlich: «*Vorbildlich bleibt, wie Sie als Arzt die Tausenden von Patienten betreut haben, die bei Ihnen Rat und Hilfe suchten. Sie waren in Ihrer Güte und Freundlichkeit der Arzt, wie er sein soll, und für die jungen Mediziner ein Beispiel wahrer ärztlicher Gesinnung, die nicht ohne innerliche Wirkung blieb. Sie haben es verstanden, Ihre Mitarbeiter zu Ihrer eigenen Verhaltensweise zu erziehen. Die Patienten ihrerseits haben Sie, wie wir bei vielen Gelegenheiten feststellen konnten, in Vertrauen und Dankbarkeit verehrt. Wenn in Klinik und Poliklinik trotz der sehr unterschiedlichen und oft schwierigen Art Ihrer Patientenschaft stets eine wohltuende und menschliche Atmosphäre herrschte, so war das Ihr persönliches Verdienst. Sie waren von einer Bescheidenheit, die uns oft bedauern liess, dass zu Ihren Gunsten nicht Mehr und Besseres getan werden konnte. Dass es überdies nicht gelang, Ihnen die längst nötigen und verdienten Räume und Einrichtungen in den projektierten Neubauten zu verschaffen, tat uns leid*». Während seiner Chefarztzeit hat Lutz als alleiniger Autor 96 Arbeiten publiziert, nur gerade sieben sind es, die er mit einem Koautor zusammen verfasst hat. Ab 1938 war Lutz Redaktor der Dermatologica, für die er 89 Sammelreferate schrieb. Diese sind nach seiner Systematik der dermatologischen Affektionen gegliedert. Lutz' Stärke war die klinische Morphologie und die ordnende Systematik, die wir in seinem Lehrbuch vorfinden.

Kostproben aus Arbeiten von Wilhelm Lutz: Im Bericht über die XXIII. Jahresversammlung der SGDV in Basel von 1940 ruft Lutz zum Hauptthema, «*Heutiger Stand der Gonorrhoe*», aus: «*An die Stelle der Tripperspritze ist die Tablette getreten*». Völlig arbiträr hervorgehoben seien einige wenige Arbeiten: 1957 nahm Lutz in einer posthum erschienenen Arbeit nochmals Stellung zur Entität der Epidermodysplasia verruciformis. Wahrscheinlich handle es sich doch nur um eine Verrucosis generalisata. Die Karzinome müssten von einer besonderen Eigenschaft des Virus abhängen, dessen erfolgreiche Übertragung Jablonska eben gezeigt hatte. Er zitiert einen früheren Befund mit dem Satz: «*Lewandowsky–Lutz hatten zwar bereits darauf hingewiesen....*». Dies ist die Schreibweise eines Doppelnamens, bezeichnet aber nicht ein zweiköpfiges Autorenteam. Wahrscheinlich hat Lutz sich unbewusst in tiefer Verbundenheit mit seinem früheren Chef diesen Verschrieb geleistet (W. Lutz: Zur Epidermodysplasia verruciformis, Dermatologica 115: 309-14 1957). Noch an einer anderen Stelle kommt das Unterbewusstein von Wilhelm Lutz zum Zug. Bereits emeritiert nahm Lutz zum Begriff der Atopie Stellung und widmete diese Arbeit seinem wenig älteren Kollegen Miescher zum 70. Geburtstag. Aus dem ganzen Text geht hervor, wie sehr sich Lutz mit dem englischen Begriff schwer tut, der nichts Genaues aussage, zumal doch so viele bessere Begriffe während der langen Geschichte der europäischen Dermatologie geprägt worden seien. Es bereitet ihm fühlbare Pein, dass dieser Begriff nicht aus einer dermatologischen (sprich morphologischen) Sichtweise heraus, sondern aufgrund eines erweiterten pathogenetischen Konzeptes, der Atopy, geschaffen wurde. Und doch hätten hier die akribischen und ausgedehnten Arbeiten eines Hebra, Broq oder Besnier berücksichtigt werden müssen. Er schlägt dann folgerichtig nochmals eine neue Bezeichnung vor, die sich allerdings wie alle anderen nie gegen die «atopic dermatitis» durchsetzen konnte: das Syndrom von Besnier-Brocq! Und leistet sich den Verschreiber, der allen Lektoren und Korrektoren entgangen ist: «*Die Bezeichnung Atomic (!) Dermatitis präjudiziert ausserdem auch bereits ganz einseitig das pathogenetische Geschehen*».

DIE DUNKLE ZEIT DES HOLOCAUST

In der Freiburger Klinik arbeitete nach 1930 auch eine junge Privatdozentin, Dr. Bertha Ottenstein, die erste weibliche Dozentin für Dermatologie in Deutschland und einziges weibliches Fakultätsmitglied in Freiburg. Rost suchte im Frühling 1933 ein wissenschaftliches und berufliches Unterkommen für die junge Frau jüdischen Glaubens. Er schrieb an Wilhelm Lutz, der ihm sofort und höflich antworten musste, er bekäme grosse

Schwierigkeiten mit der Fremdenpolizei, er würde keine Arbeitsbewilligung für Frau Ottenstein erhalten, seine kleine Klinik hätte keine Stelle frei und ein Laboratorium stände leider für die biochemisch Tätige auch nicht zur Verfügung. Der Autor W. Weyers, Histopathologe in Freiburg i.Br., wirft in seinem 1998 erschienen Buch, Death of Medicine in Nazi Germany, Wilhelm Lutz deshalb zu Unrecht kurzerhand Verweigerung von Hilfe vor. Lutz hat aber diese Antwort geben müssen, die übrigens auch heute nicht anders ausfallen könnte. Frau Ottenstein ging über Budapest und Istanbul, wo sie bei Behçet arbeitete, nach Harvard. Später kehrte sie nach Freiburg zurück und starb dort 1956. Wilhelm Lutz hat 1942 das Sammelreferat «Hauterkrankungen und Gesamtorganismus» gemeinsam mit Frau Ottenstein verfasst. Auch 1943 erschien dieses Sammelreferat der Publikationen des Jahres 1942 zu diesem Thema wiederum gemeinsam unter den Namen Lutz und Ottenstein, letzterer trägt die Anmerkung *«aus Istanbul»*. Offensichtlich waren keine Ressentiments vorhanden weil begriffen worden war, weshalb Lutz 1933 nicht im gewünschten Sinne helfen konnte. Wilhelm Lutz hatte eine ganz andere Gesinnung, wie die folgenden Beispiele zeigen. Die Nationalsozialisten führten am 25.04.1933 einen Numerus clausus vor allem für jüdische Studenten ein und tauschten deren braune Legitimationskarte gegen eine gelbe aus. Mit Erlass vom 20.10.1933 war es jüdischen Studenten nicht mehr möglich ein Examen abzulegen, Graduierte konnten ab 1934 ihre Doktorarbeit nicht mehr einreichen. Die Auswanderung bzw. die Übersiedelung nach Übersee war allerdings fast unmöglich ohne diesen Doktortitel. Die Universität Basel bot hier an, Dissertationen von jüdischen Universitätsabsolventen zu akzeptieren. Tatsächlich finden sich 1934 und 1935 in der Liste der Dissertationen der Dermatologischen Universitätsklinik Kollegen deutscher Herkunft: Eugen Moses aus Aurich in Ostfriesland, Erich Gemmel aus Heilbronn, Hans Lang aus Hamburg und Helmuth Strauss aus Thalheim bei Heilbronn. Lutz hat somit bei diesen Aktivitäten mitgeholfen, wie er das im Rahmen seiner Möglichkeiten konnte.

Im Jahre 1993 fand die Jahresversammlung der Deutschen Dermatologischen Gesellschaft in Düsseldorf statt. Dort wurde dem international renommierten, bereits 83-jährigen amerikanischen Dermatologen Rudy Baer die höchste Auszeichnung dieser Gesellschaft, die Herxheimer-Medaille überreicht. Baer hat sich darauf hin an diesem Kongress in gebrochenem Deutsch in ausserordentlich sympathischer Art bedankt und in seinem Lebenslauf erwähnt, er hätte 1934 in Basel doktoriert. Ich habe ihn deshalb um ein Gespräch gebeten und er hat mir seine Lebensgeschichte erzählt. Er hatte seine Dissertation über tracheale Metaplasien in

Heidelberg erarbeitet und konnte sie nicht mehr einreichen. Er hatte vom Basler Angebot erfahren und bestieg deshalb an einem Samstag den Zug nach Basel, wo er den Dermatologen Lutz in seiner Klinik anwesend fand. Lutz hat nach Anhören seiner Geschichte sofort den Chefarzt der HNO-Klinik Prof. Oppikofer angerufen, der über Nacht die Dissertation gelesen und ein positives Votum geschrieben hat, sodass Lutz und Oppikofer am Montag Baer bereits prüfen konnten. Ein Basler Doktordiplom behält seine Gültigkeit nur während 50 Jahren, dann muss es erneuert werden. Ich habe dies kraft meines Amtes als Dekan auch für Prof. Baer getan, der darüber hocherfreut sich sehr bedankt hat. Zu ihrem Erstaunen hat die Basler Fakultät 1998 ein Legat von $ 10'000 erhalten, von einem ihr unbekannten eben verstorbenen Prof. Baer aus NewYork.

Wilhelm Lutz nahm wegen eines erlittenen Herzinfarkts seinen Rücktritt auf den 1.Oktober 1956. Er verstarb am 8. September 1958 69-jährig.

PROFESSOR RUDOLF SCHUPPLI, 1956 - 1985

Die Wahl von Rudolf Schuppli zum Chefarzt und Ordinarius erfolgte am 25.4.1956.

Schuppli wurde 1915 in Moskau geboren, er nannte zwei Geburtsdaten sein eigen, eines nach dem gregorianischen und eines nach dem julianischen Kalender. Beide wurden im Eidgenössischen Dienstbüchlein eingetragen (Soldbuch) und wurden so zum grossen Ärgernis einer ganzen Generation von Feldwebeln. Schupplis Muttersprache blieb Russisch und legte zusammen mit dem früh erlernten Deutsch die Grundlage zu einem stupenden Sprachverständnis und zur Vielsprachigkeit. Schuppli hatte sich 1947 habilitiert, er brachte für das Amt des Chefarztes und Lehrenden die unschätzbare praktische Erfahrung seiner mehrjährigen Praxistätigkeit mit.

Das vermeintliche Provisorium der Poliklinik am Petersgraben 9 übernahm Schuppli 1956 von Lutz für 15 Jahre. Erst 1970 konnte die nebenliegende Andlauerklinik bezogen werden. Und bereits 1977 konnte die Dermatologische Bettenstation in den 6. Stock des neu erstellten Bettenhaus des Klinikums 2 einziehen. Dies war denn gleichzeitig auch die Zeit der aufkommenden Bestrahlungen mit definierten UV-Qualitäten und der PUVA-Therapie. Der ganze Halbstock 6.1. gehörte mit 42 Betten und etwas mehr Stellplätzen sowie zwei Zimmern für die Bestrahlungsgeräte ganz der Dermatologischen Universitätsklinik. Das erste Bestrahlungsgerät, eine «Blacklight»-Liege, wurde 1975 angeschafft. Die Poliklinik bezog 1978 die neuen und definitiven Räume im Klinikum 2 des KBS.

1956, bei der Übernahme der Klinik durch Schuppli, wurde Ferdinand Wortmann nebenamtlicher Leitender Arzt, Pierre Kröpfli Oberarzt, Lutz Loeb, Guido Ziegler, Jörg Gutekunst und Franz Martina waren die Assistenten. Pierre Kröpfli eröffnete noch im selben Jahr eine Praxis an der Schifflände, Lutz Loeb folgte ihm als Oberarzt bis 1962, Guido Ziegler wurde sein Nachfolger bis 1967.

Nach vielen Jahren männlicher Alleinherrschaft erscheinen nach 1964 ab und zu auch Frauen im Assistententeam. (Barbara (Heierli) Suter, Marianne (Rufli) Hutter und Margrith Schwab). Erste dermatologische Fachärztinnen werden Marija-Lena Egli und Sybille Jungen. Marija-Lena Egli wird 1977 auch als erste Frau Oberärztin. Eine lange Reihe junger hochmotivierter und gescheiter Frauen folgt ihr nach. 1967 wird erstmals Frau Dr. D. Sommacal als Teilzeit-Allergologie-Assistentin im Jahresbericht erwähnt. Sie hat in der Folge während Jahren Ferdinand Wortmann kompetent unterstützt und vertreten. 1968 bis Ende 1969 besetzt Rodolfo Mazzi die Oberarztposition. Er eröffnete im Januar 1970 seine Praxis in Locarno. Ab Sommer 1970 wird Hermann Mattheis, aus der Frankfurter Klinik kommend, Oberarzt. 1973 sind es erstmals 2 Oberärzte, Hermann Mattheis und Theo Rufli, die sich die Aufgabe der Supervision der nunmehr 6 Assistenten in Bettenstation und Poliklinik und den zunehmend anspruchsvollen Konsiliardienst teilen. Ebenso ist die Konsiliartätigkeit nicht nur im Kantonsspital, sondern auch in der Psychiatrischen Universitätsklinik, im Felix-Platter-Spital (Rheumatologie, Geriatrie, Orthopaedie), dem Kantonsspital Bruderholz und dem St. Claraspital sicherzustellen.

1974 und 1975 werden die mit höchsten Einschaltquoten bedachten Medizinsendungen Mäni Webers, einer damaligen Fernseh-Ikone, aus der Klinik am Petersgraben ausgestrahlt. Von 1975 besteht ein Dokument, das unsere Bemühungen nachzeichnet, die Epidemie venerischer Erkrankungen zu verstehen und ihr Herr zu werden. Die Kultivierung von Neisseria gonorrhoeae wurde im Hause ab 1972 möglich, die Chlamydien-Gewebekultur ab 1990.

Im Februar 1973 etablierte sich im Labor des Hinterhauses am Petersgraben 11 ein Doktorand der Phil-II-Fakultät, Kostas Yani Mumcuoglu. Das Thema seiner Dissertation lautete: Epidemiologie und Bedeutung der Hausstaubmilbe Dermatophagoides pteronyssinus. Die 1965 von Spieksma in Holland wiederentdeckte Milbe war in unserem Laboratorium von Marianne Rufli erfolgreich gezüchtet worden; mit den Extrakten konnte klinisch gearbeitet werden, eine Dissertation von 1969 berichtet darüber. Mumcuoglu beschränkte sich nicht allein auf die Hausstaubmilbe. Systematisch weitete er in Zusammenarbeit mit Theo Rufli das Themenspektrum aus. 1975 erfolgte eine erste gemeinsame Publikation zu humanpathogenen Milben. Von 1979-1981 erschienen in der Rundschau für Medizin (Praxis) kapitelweise Übersichten zu allen Ordnungen humanmedizinisch bedeutsamer Arthropoden, die 1982 in Buchform unter dem Titel Dermatologische Entomologie zusammengefasst wurden. Als Nationalfond-Stipendiat blieb Mumcuoglu bis 1980 an der Klinik, ging darauf als Assistent des Institutes für Parasitologie der Veterinärmedizinischen Fakultät für 2 Jahre nach Zürich. Heute ist er Professor für Parasitologie an der Hadassah University in Jerusalem und ein international anerkannter Anopluren-(Läuse)-Spezialist.

Im Laufe der Jahre, parallel zur Zunahme der Studienabgänger, haben sich immer mehr Assistenten für die Facharztweiterbildung zum Dermatologen und Venerologen entschieden. Trotz der Bevölkerungszunahme in den 50er- und 60er-Jahren wächst die Klinik nicht weiter an, da sie Ihre Aufgabe mit immer mehr niedergelassenen Dermatologen in der ganzen Region teilt, dies vor allem nach 1973. Gleichzeitig hat Frankreich seine Grenzen sozialversicherungsrechtlich geschlossen, die Elsässer bleiben als Patienten aus. Wenige Jahre später wurde es auch für die Einwohner Baden-Württembergs immer schwieriger, Überweisungen ans Kantonsspital zu erhalten.

Die ärztlichen Mitarbeiter von 1956 bis 1985 (geordnet nach Jahr des Austritts): Leitende Ärzte: Ferdinand Wortmann bis 1986, Th. Rufli von 1977-1985.

Oberärztinnen und Oberärzte: 1956 Pierre Kröpfli, emeritierter FA in Basel; 1961 Lutz Loeb, emeritierter FA in Basel; 1962 Guido Ziegler, emeritierter FA der SUVA Luzern; 1969 Rodolfo Mazzi, FA in Locarno; 1974 Hermann Matheis, 1977 Peter Gutzwiller, FA in Liestal; 1977 Marija-Lena Egli, emeritierte FA in Sissach; 1982 Andreas Cajacob, FA in Schaffhausen; 1985 Stanislaw A. Büchner.

Fachärztinnen und Fachärzte, die ihre Ausbildung ganz oder teilweise unter Prof. Rudolf Schuppli durchlaufen haben (Jahr des Austritts): Henri Jeanneret 1956, Jörg Gutekunst 1960, Franz Martina

1960, Rudolf Hüssy 1962, Peter Beer 1963, André Nauer 1963, Jean Meyer 1968, Ole Fyrand 1971, Otto Kiefer 1973, Reinhold Link 1974, Peter Blum 1977, Sybille Jungen 1977, Werner Frey 1978, Felix Renz 1979, Alain Gautier 1981, Werner Labhardt 1981, Regula Knecht 1981, Erich Suter 1982, Mischa Gütling 1983, Hanspeter Huggel 1983, Ruedi Flückiger 1984, Marlies Böckli 1985.

Mitarbeiterinnen und Mitarbeiter am 31.8.1985

Leitender Arzt: PD Dr. Th. Rufli.

Oberärzte: PD Dr. S. Büchner, Dr. Peter Neeser

Assistenten:
Andreas Bircher 10.80-10.81 & 1.84-12.86; Barbara Flückiger 7.82-9.86; Daniel Gelzer 1.85-6.86; Peter Itin 4.85-3.89; Beat Koch 1.85-12.88; Martin Pletscher 1.82-12.85.

PROF. THEO RUFLI, 1985-2005

Meine Wahl zum Ordinarius für Dermatologie und Venerologie und zum Chefarzt der Dermatologischen Universitätsklinik erfolgte am 20.8.85, nur gerade 11 Tage vor dem Stellenantritt am 1.9.1985. In den Berufungsverhandlungen stellte ich die Forderungen, dass sowohl die Stelle eines Leitenden Arztes und Stellvertreters des Chefarztes sowie eine Leitende Arztstelle für die Allergologie zu schaffen seien. Diese Forderungen wurden erfüllt.

Ich habe im Herbst 1985 eine Mannschaft angetreten, aus deren Mitte mich einige Mitarbeiter während meiner ganzen Amtszeit begleitet haben, es waren die damaligen Oberärzte PD Dr. Stanislaw Büchner und Dr. Peter Neeser sowie unter den Assistenzärzten die nachmaligen Professoren Dr. Andreas Bircher (1980/1981 und seit 1.1984) und Dr. Peter Itin (seit 4.1985), die späteren Oberärzte Dr. Beat Koch (seit 1.1985) und Dr. Martin Pletscher (seit 1.1982). Zudem arbeitete Dr. Barbara Flückiger (später B. Suter-Flückiger, Biel, 7.1982-9.1986) an der Klinik.

Der akademische Mittelbau der Klinik: Als 1. Oberarzt amtierte ab 1985 PD Dr. Stanislaw A. Büchner, der sich im Sommersemester 1985 noch unter Professor Rudolf Schuppli habilitiert hatte. Leiter der Allergologiepoliklinik war Dr. Ferdinand Wortmann mit einem 30 %-Teilpensum, unterstützt von der langjährigen Spezialärztin mit 20%-Pensum Frau Dr. Dorothee Sommacal. 2. Oberarzt war seit dem 1.5.85 Dr. Peter Neeser, der nach einem einjährigen Aufenthalt in Australien an die Klinik zurückgekehrt war. Er blieb in dieser Funktion bis 31.12.88. Nach erfolgreicher Beendigung der Kampagne «Public and Professional Melanoma Education»eröffnete er in Reinach / BL eine Praxis, die er bis zu seinem frühen Tod im Frühling 1995 führte. Dank eines grosszügigen Legates der Firma Hoffmann-La Roche konnten Ausbildungsaufenthalte im Ausland finanziert werden: Dr. Andreas Bircher weilte 1987/88 an der Abteilung für Experimentelle Dermatologie von H. Maibach an der Medical School der University of California in San Francisco, um später in der Klinik experimentelle Aufgaben zu übernehmen. Er erhielt 1989 Verstärkung durch Dr. phil. II Christian Surber, der in den Laboratorien von H. Maibach gleichzeitig mit Andreas Bircher gearbeitet hatte. Surber besetzte eine Stelle, die ich in Verbleibeverhandlungen 1987 zugesagt erhalten hatte. Das Arbeitsgebiet «Perkutane Egression und Penetration» konnten so an der Klinik etabliert werden. Dr. Christian Surber wurde per 1.1.95 zum Vorsteher des Institutes für Spitalpharmazie (Spitalapotheker) des Kantonsspitals Basel ernannt. Der Universitätsrat erteilte ihm am 16.10.97 die Venia legendi für Dermatopharmakologie und verlieh ihm am 29.10.2003 den Titel eines Professors der Spitalpharmazie und Dermatopharmakologie. Dr. Martin Pletscher konnte sich 1988 während je 6 Monaten am Departement of Clinical Immunology der University of Colorado in Denver und am Département de Médecine interne, Division d'immunologie, in Lausanne zum Allergologen weiterbilden. Er übernahm am 1.1.87 die Leitung der Allergie-Poliklinik als vollamtlicher Oberarzt, verliess die Klinik jedoch bereits per 30.6.90, um in Binningen eine Praxis zu eröffnen. Seine Nachfolge übernahm interimistisch Frau Dr. Claudia Schülin. Die Allergologie-Poliklinik benötigte einen Leiter, der in der Schweiz damals nicht zu finden war. Der Oberarzt Dr. Andreas Bircher erklärte sich angesichts der überraschenden Vakanz bereit, seinen fachlichen Neigungen entsprechend die zusätzliche Weiterbildung in Allergologie und Klinischer Immunologie auf sich zu nehmen. Er verbrachte das erste Halbjahr 1990 am CHUV in Lausanne (Prof. Philipp Frei) und das zweite Halbjahr in der Allergiestation der Dermatologischen Klinik am Universitätsspital in Zürich (Prof. B. Wüthrich) um per 1.1.91 die Leitung der Allergologie zu übernehmen. Es war dies nach langen Jahren das erste Mal, dass Dr. Bircher eine reguläre staatliche Stelle besetzen konnte, bis anhin war er überwiegend mit Drittmitteln bezahlt worden. Dank des Sonderprogramms des Bundes für die akademische Nachwuchsförderung konnte er von 1992-1994 wirkungsvoll von Routinetätigkeiten entlastet werden. Er wurde durch Frau Dr.

Piroska Hirsbrunner als Oberärztin ai und später durch Frau Dr. Sabine Langauer vertreten. Letztere konnte anschliessend für drei Jahre dank des selben Förderungsprogrammes eine Halbtagsstelle als Oberärztin der Allergologie übernehmen.

Dr. A. Bircher erhielt die Venia legendi im Mai 1996. Gleichzeitig erfolgte die Wahl zum Leitenden Arzt der Allergologischen Poliklinik der Dermatologischen Universitätsklinik per 1.1.1996. Im Dezember 1999 wurde PD Dr. Andreas Bircher von Fakultät und Universitätsrat vorzeitig zum Titularprofessor befördert, nachdem er für die C3-Professur Allergologie an der Universität Hamburg primo loco gesetzt worden war.

AIDS-Beratungsstelle: Bereits 1983/84 suchten homosexuelle Männer aus unserer Region die Poliklinik mit der bangen Frage auf, ob sie allenfalls auch an der in Amerika eben beschriebenen neuen Erkrankung AIDS erkrankt wären. Die damalige Chefsekretärin, Frau Doris Frank, wurde immer mehr in die Beratung der meist verängstigten und verzweifelten jungen Menschen hineingezogen. Das BAG entschloss sich damals ohne klare Vorstellungen, an den Universitätskliniken AIDS-Beratungsstellen, anonyme Testzentren einzurichten, denn nach Mai 1985 konnten Antikörper gegen HIV getestet werden. Frau Doris Frank kündigte deshalb nach über 30 Jahren ihre Tätigkeit als Chefarztsekretärin und übernahm vollamtlich per 1.1.86 die AIDS-Beratung. Nicht unwesentlich war dabei auch meine Mitarbeit in der beratenden Kommission des BAG. Frau Frank hat die weitere Entwicklung dieser in unserem Lande als beispielhaft bezeichneten Institution geprägt. Daneben haben wir versucht, dem Fehlen eines Pflegeheims für junge todkranke Menschen mit der Gründung des Basel Lighthouse zu begegnen. Der Hartnäckigkeit von Frau Frank ist die Realisierung des Projektes Basel Lighthouse nach englischem Vorbild zu verdanken. Am 5.1.1989 konnte das Heim für 11 AIDS-Kranke eröffnet werden. Die Medizinische Fakultät hat Frau Frank im November 1991 für ihre Leistungen mit dem Doctor medicinae honoris causa ausgezeichnet. Diese Pioniertat ist heute weitgehend vergessen. Der Stiftungsrat der Gründerzeit wird in den Jahresberichten nicht einmal mehr erwähnt.

Dr. Peter Itin, Assistent der Klinik seit April 1985, wurde in den letzten Monaten seiner Ausbildung mit der Erfassung aller relevanten Patienten- und Krankheitsdaten sämtlicher Diapositive mittels eines selbst entwickelten Programms beauftragt, die digitale Zeit war angebrochen. Ihr Siegeszug war nicht mehr aufzuhalten. Die Sekretariate wurden 1988 digital aufgerüstet. Ein Netzwerk wurde im Kantonsspital nicht vor 2000 eingerichtet, die Klinik hatte sich aber schon vorher weitgehend selbständig mit Kameras, Scannern, später mit Dia-Belichtern (1994) und kommunizierenden PCs ausgerüstet, und sich ab 1997 vor allem mit der Entwicklung von Dermanet und DermaNT befasst. Diese Projekte machten die Klinik zu einem führenden Institut in der praktizierten Teledermatologie. Dr. Peter Itin wurde per 1.4.90 Oberarzt der Klinik nach einem einjährigen Aufenthalt als NF-Stipendiat am Department of Dermatology der Mayo-Klinik in Rochester als «special visiting fellow». Er legte kurz darauf der Fakultät seine Habilitationsarbeit vor und erhielt am 22.9.1992 die Venia legendi und wurde so nach Theodor Burri 1893 und Albert Gassmann 1903 (beide verzichteten auf ihre Lehrbefugnis 1926 respektive 1906), sodann nach Bruno Bloch 1908, Wilhelm Lutz 1917, Rudolf Schuppli 1947, Theo Rufli 1977 und Stanislaw Büchner 1985 zum 8. Privatdozenten für Dermatologie und Venerologie ernannt. Am 1.4.1994 trat der Molekularbiologe Dr. Peter Schmid als wissenschaftlicher Mitarbeiter in die Klinik ein. Ab 1.10. bearbeitete er mit PD Dr. P. Itin das NF-Projekt 3200-040488.94/19, In situ studies on cytokine gene expression and apoptosis in human hyperproliferative dermatoses. PD Dr. Peter Itin übernahm am 1.12.1997 die Stelle eines Leitenden Arztes am Kantonsspital Aarau und wurde am 6.5.1999 vom Universitätsrat zum Titularprofessor ernannt. Nachfolger als Oberarzt der Klinik wurde Dr. Peter Schiller am 1.12.1997, der nach zwei Ausbildungsjahren an der Münchner Klinik nach Basel zurückgekehrt war.

DIE DERMATOLOGISCHE UNIVERSITÄTSKLINIK IM 21. JAHRHUNDERT

Die Führung der Klinik erfolgt heute durch den Chefarzt einvernehmlich mit der Klinikleiterin Pflege und Betrieb, die auch Stationsleiterin der Bettenstation ist, Frau Michaela Binoth-Sänger, und einer Klinikleitung mit Vertretern aller Berufsgruppen. Die 55-Stundenwoche für Assistenz- und Oberärzte wurde eingeführt, ihre Durchsetzung erforderte die Einführung der Systeme PEP (Personal-Einsatzplanung) und Term-Dispo (Terminplanung der Poliklinik-Patienten). Vor allem die Arbeitsabläufe der Administration machten umfassende organisatorische Neuerungen notwendig, die auch bauliche Massnahmen zur Folge hatten. Neue lichterfüllte Wartezonen entstanden sowie Arbeitsplätze für die Patienten-Administrations-Mitarbeiterinnen (PAM). Die errechnete erforderliche Personalvermehrung lag bei zusätzlichen 2 PAM-Stellen, 2 Assistenz- und 2 zusätzlichen Oberärzten. Wir erhielten genau die Hälfte, nämlich einen Oberarzt, einen Assistenzarzt und eine PAM. Mit diesem Team werden wir ab 1.1.04 die mit dem Arbeitsgesetz konforme 50- Stunden Woche einzuführen und erst noch Sparvorgaben der Regierung zu erfüllen haben. Die Planung und die Durchführung des Umbaus der Allergologie-Poliklinik erfolgte im Jahre 2002. Diese Poliklinik wurde einer baulichen Renovation mit Neuausrichtung der Arbeitsabläufe unterzogen. Die Räume der Allergologischen Poliklinik wurden renoviert, neu gruppiert und die Arbeitsabläufe angepasst. Die Neueinteilung der vorgegebenen Grundfläche ermöglichte die Einrichtung patientenfreundlicher Wartezonen, die Einrichtung zusätzlicher grosszügiger Untersuchungszimmer, die auch den Patienten der Privatsprechstunden dienen. Die Mitarbeiter werden mit etwas grösseren und offeneren Arbeitsräumen für die Fensterlosigkeit entschädigt werden.

DIE ZUKUNFT

Die Dermatologische Universitätsklinik wird in den kommenden Jahren weiterhin um ihr Überleben kämpfen müssen, sei es im Rahmen der Diskussionen zur Abschaffung der Medizinischen Fakultät, sei es im Hinblick auf die Gelüste von Subspezialitäten der Inneren Medizin und anderen Disziplinen, sich mit ganzen Teilen der Dermatologie zu bedienen (Infektiologie, klinische Immunologie, Pathologie, Angiologie, Allgemeinmedizin und andere). Die Entscheidung wird fallen müssen, ob die facettenreiche ästhetische Medizin in die Dermatologie integriert wird. Sollte dies geschehen, wird das Fach seinen akademischen Status verlieren. Die zukünftigen Protagonisten der Dermatologischen Universitätskliniken werden ihre Führungsaufgabe im Fachbereich wahrnehmen müssen. Dazu ist ihnen eine glückliche Hand, Hartnäckigkeit und ein hohes Mass an Weisheit zu wünschen.

Anhang: Akademische Mitarbeiterinnen und Mitarbeiter 1985-2003 (Austrittsjahr)

Leitende Aerzte: Dr. Ferdinand Wortmann 1.9.1985-31.12.1986, Prof. S.A. Büchner seit 21.9.1985 (Prof. seit 2.9.1992), Prof. Andreas Bircher, seit 1.1.1996 (Prof. seit 12.1999).

Associate. Physician: Prof. Dr. Peter Itin, seit 1.12.1997 Leiter der Dermatologischen Abteilung am Kantonsspital Aarau (Prof. seit 6.5.1999)

Oberärzte (Austrittsjahr): Dr. Ruedi Flückiger 1992, Facharzt (FA) in Basel; Dr. Luzi Gilli 1995, FA in Reinach BL; Dr. Heini Grob 1997, FA in Reinach BL; Dr. Piroska Hirsbrunner 1992, FA in Liestal; Dr. Beat Koch 1991, FA in Basel; Dr. Sabine Langauer 1999, FA in Breitenbach und Basel; Dr. Peter Neeser 1988, FA in Reinach BL bis 1995; Dr. Martin Pletscher 1990, FA in Binningen; Dr. Peter Schiller 2002, FA in Liestal; Dr. Claudia Schülin 1990, FA in Basel; Dr. Erich Suter 1988, FA in Biel; Dr. Bilgehan Yilmaz 2001, Leitende Ärztin in Istanbul, Türkei.

Wissenschaftliche Mitarbeiter

Prof. Christian Surber 1994, Dr. Peter Schmid PhD 1995, PD Dr. Paul Bigliardi seit 1999, Dr. Mei Bigliardi –Qi seit 1996, Dr. Soledad Levano 2003, Dr. Haiyan Zhou 2003.

Ausgebildete Fachärzte Dermatologie und Venerologie, die keine OA-Funktionen an der Klinik übernahmen: Dr. Paul Bigliardi, 1997, Leitender Arzt für Dermatologie am Kantonsspital Schaffhausen, Dr. Susanna (Fistarol) Bohn 2001, Oberärztin Kantonsspital Aarau, Dr. Barbla Campell (Brand), FA in Sempach, 1990; Dr. Salomé Courvoisier 1998, FA in Zürich; Dr. Barbara Suter-Flückiger 1986, FA in Biel; Dr. Thomas Gutersohn 2003, Oberarzt im Kantonsspital Aarau, Dr. Martin Hempel 2002, FA in Liestal; Dr. Michael Hurni 1999, FA in Basel; PD Dr. Stephan Lautenschlager 1994, Chefarzt des Ambulatoriums für Dermatologie, Triemli-Spital Zürich; Dr. Marianne Lerch 2003, Allergologie Bern; Dr. Tülin Senova 1997, Türkei; Dr. Rita Sigg-Martin 1991, FA in Luzern; Dr. Marc Meier 1992, FA in Biel; Dr. Dominik Müller 1997, FA in Basel (verstorben 1999); Dr. Anne von Schulthess 1992, FA in Baden.

Ausgebildete Fachärzte Allergologie und Klinische Immunologie

PD Dr. Paul Bigliardi 1999, Dr. Sabine Langauer 1999, Dr. Francis Levy 1994, Dr. Esra Tas 2000, Dr. Martin Hempel 2002.

Mitarbeiterinnen und Mitarbeiter am 1.1.2004

Leitende Ärzte: Prof. Dr. Stanislaw Büchner, Prof. Dr. Andreas Bircher

Assoc. Physician: Prof. Dr. Peter Itin

Oberärztinnen: Dr. Alexa Krautheim, Dr. Nathalie Schaub Heinimann

Oberärzte: Dr. Peter Häusermann, Dr. Jan Izakovic

Assistenzärztinnen/Assistenzärzte: Dr. Andreas Arnold, Dr. Helmut Beltraminelli, Dr. Christian Dietlin, Dr. Eleonora Gambillara, Dr. Thomas Harr, Dr. Elisabeth Hohenstein, Dr. Yves Jaccard, Dr. Kathrin Scherer (Allergologie), Dr. Simone Schwarzenbach, Dr. Christoph Strub, Dr. Monika Weber.

Die Dermatologische Klinik des Kantonsspitals Zürich

Michael L. Geiges, Günter Burg

Die ersten Institutionen für Haut- und Geschlechtskrankheiten

Das erstmals in einer Urkunde vom 13. März 1204 erwähnte Zürcher Spital, später auch, wie in vielen Städten üblich, als «Heiliggeistspital» bezeichnet (obwohl es keine Beziehung zum gleichnamigen Orden gab), diente als Armenherberge für bedürftige Pilger und Landfahrer und bot aber auch eine Krankenstube für länger hospitalisierte Patienten. Kranke Bürger wurden in der Regel zu Hause von der Familie unter ärztlicher Beratung gepflegt.

Die meisten der im heutigen Sinn als schwere Hautkrankheiten bezeichneten Leiden dürften unter den weit gefassten Begriff Aussatz (Lepra, Malzey, Mieselsucht) gefallen sein, dazu gehörten neben der Lepra (Morbus Hansen) zeitweise sicher auch die Psoriasis, Pityriasis, Vitiligo und nach 1495 vermutlich nicht selten die Syphilis. Für die Absonderung dieser Aussätzigen ist ab 1221 für Zürich das Siechen- und Pfrundhaus St. Jakob an der Sihl erwähnt. Wie für die häufig nach dem Heiligen Jakob benannten Leprosorien üblich, befand sich das Siechenhaus ausserhalb der Stadtmauern an einem fliessenden Gewässer und verfügte über eine eigene Kapelle. Im St. Jakob an der Sihl wurden vor allem besser situierte Lepröse und im 16. Jahrhundert schliesslich nur noch gesunde Pfründer aufgenommen (1).

1364 ist erstmals ein zweites Absonderungshaus für Leprakranke erwähnt, das Sondersiechenhaus an der Spanweid, auch St. Moritz genannt, in welches arme und mittellose Aussätzige eingewiesen wurden. Bei der Spanweid stand das Röslibad, ein Armenbad, das bis 1750 immer wieder für die Therapie von Aussätzigen, Krätzigen und anderen Patienten mit Hautkrankheiten benützt wurde. Nach der Schliessung 1750 speiste die Quelle weiterhin das Medizinalbad in der Spanweid (11).

Bis ins 16. Jahrhundert kam es zu einem markanten Rückgang der Lepra in Europa. Dafür hatte sich ab 1493 die Syphilis über ganz Europa ausgebreitet und auch Zürich erreicht. Die «Frantzosen» oder auch «bösen Blatern» waren zu einem neuen Problem geworden. Ab 1496 wurden die

Syphilispatienten im ehemaligen Frauenkloster am Ötenbach behandelt. Schon vorher scheint eine Einrichtung für Syphilitiker an der Ringmauer im Chratzquartier (zwischen dem heutigen Münsterhof und dem Bürkliplatz) bestanden zu haben (15). Das Blaternhaus am Ötenbach war für 8 Patienten eingerichtet und hatte im Laufe der Zeit nie mehr als 16 Patienten zu beherbergen (Zürich hatte um 1529 5080 Einwohner). 1528 wurde die Stelle eines Blaternarztes geschaffen. Er war für die Betreuung des Blaternhauses und die Behandlung der Haut- und Geschlechtskranken in allen öffentlichen Krankenanstalten Zürichs, sowie die chirurgische Versorgung der Patienten an der Spanweid, im Zuchthaus und in Seuchenzeiten im Pestlazarett zuständig und somit der erste «Dermatologe» in Zürich. Nach dem Rückgang der Lepra wurden auch in der Spanweid und im Sondersiechenhaus St. Moritz andere Hautkranke zugelassen. Neben Syphilitikern waren dies Patienten mit Krätze, Skropheln, Lupus, äusserlichen Krebsgeschwüren und Erbgrind, Psora humida und Psora sicca (Ekzeme, Psoriasis als Vorstufe der Lepra). Das Heiliggeistspital blieb in erster Linie für unheilbar Kranke reserviert (11).

Die Therapien der Hauterscheinungen beschränkten sich in erster Linie auf Aderlass, Purgieren und die Anwendung von pflanzlichen Mixturen und Theriak, um im humoralpathologischen Sinne die Störungen des Gleichgewichts der Körpersäfte, die zu den reinigenden Ausschwitzungen auf der Haut geführt haben, zu unterstützen. Mit Krätze behaftete Leute aber auch Patienten mit Flechten wurden mit schwefelsauren Räucherungen über mehrere Wochen kuriert (10).

Seit 1803 waren das Spital und die Spanweid dem Kanton zugesprochen. Mit den Fortschritten in der Medizin zu Beginn des 19. Jahrhunderts, bei der die klinische Beobachtung am Krankenbett ins Zentrum des wissenschaftlichen Interesses trat, wurde das Spitalwesen in Zürich in kurzer Zeit grundlegend verändert.

Im Zuge der Aufklärung war 1782 aus privater Initiative von Ärzten das Medizinisch - Chirurgische Institut im Haus zum Schwarzen Garten an der Stüssihofstatt für die Ausbildung von Medizinern gegründet worden. Hier lehrten auch die Ärzte und Wundärzte des Spitals und nahmen ihre Schüler auch mit an die Krankenbetten im Spital. Nach Anerkennung des Institutes als kantonale Anstalt war die Ausbildung der Ärzte zu einer Staatsaufgabe geworden und die spätere universitäre Doppelaufgabe des Spitals von Lehre und Krankenbetreuung wurde damit gewissermassen vorweggenommen (11).

1833 wurde die Universität in Zürich gegründet und Johann Lukas Schönlein (1793-1864), als internistischer Direktor des Kantonsspitals, erster Ordinarius für Innere Medizin und Dekan der Medizinischen Fakultät von Würzburg nach Zürich berufen. Als Leiter der Medizinischen Klinik oblag ihm auch die Betreuung der Patienten in der Spanweid. Schon von seinen Zeitgenossen wurde Schönlein als einer der wichtigsten Ärzte für die Entwicklung der Medizin in Europa angesehen. Dies allerdings nicht wegen seinen zwei Publikationen, auf total drei Seiten, sondern als Reformator des klinischen Unterrichtes und der Untersuchung am Krankenbett. Er sah in der klinischen Untersuchung mit Stethoskop und Perkussion, ergänzt durch chemische und mikroskopische Analysen den richtigen Weg, um zur Diagnose, zum Wesen und zur Therapie einer Krankheit zu kommen, und löste sich von alten, den Befunden widersprechenden Theorien.

Im Jahr 1839, kurz bevor er Zürich verliess und an die Charité in Berlin berufen wurde, wies Schönlein in den Pusteln des Favus (Porrigo lupinosa Willan) einen Pilz nach und folgerte, dass dieser als Krankheitserreger die Ursache des Favus ist. Damit war der zweite lebende Krankheitserreger beim Menschen (neben der Skabiesmilbe bei Krätze, Simon-François Renucci, 1834) gefunden. 1846 bewies sein Schüler Robert Remak (1815-1865) mit Selbstversuchen die Vermutung von Schönlein und nannte den Erreger «Achorion schönleinii» (Trichophyton schönleinii) (2).

1835 wurde eine erste medizinische Poliklinik im früheren Augustinerkloster unter der Leitung von Hans Locher-Balber (1797 - 1873) als erste Poliklinik der Schweiz eröffnet. Zu den Aufgaben der dort angestellten Ärzte gehörte auch die Durchführung von hausärztlichen Krankenbesuchen, besonders für die arme Bevölkerung der Stadt Zürich. In den frühen Akten finden sich auch Schilderungen von Syphilis, Masernepidemien, Noma und Quecksilbervergiftungen. 1894 konnte der Neubau für die Medizinische Poliklinik an der Schmelzbergstrasse bezogen werden. Ein speziell angeschriebenes Zimmer stand für die Demonstration von Haut- und Geschlechtskranken und als Untersuchungszimmer für die Praktikanten zur Verfügung (14).

In den sechs Jahren seiner Tätigkeit im klinischen Lehramt in Zürich widmete Johann Lukas Schönlein einen grossen Teil seiner Energie der Planung eines neuen kantonalen Krankenhauses auf dem spitaleigenen Schönhausgut in Fluntern. Noch vor Fertigstellung des stark nach seinen Wünschen und Anregungen gebauten neuen Spitals, folgte Schönlein, wie schon erwähnt, 1839 dem Ruf an die Charité in Berlin. Neben der Attraktivität, welche die berühmte Charité bot, war bestimmt auch das religiöskonservative politische Klima in Zürich Grund für seinen Weggang (Das zweimal vorgeschlagene Ehrenbürgerrecht wurde Schönlein nicht verliehen, weil er zu katholisch sei). 1842 konnten die meisten Patienten vom alten Spital am Zähringerplatz in das neue Kantonalkrankenhaus am Zürichberg umquartiert werden. 1870 wurde das Blaternhaus am Ötenbach und 1894 die Spanweid abgebrochen.

Als erster Sekundärarzt und Leiter der Station für Hautkranke amtete schon unter Schönlein seit 1834 Johann Jakob Schrämli (1801-1865). Er bekleidete dieses Amt bis in sein letztes Lebensjahr. Sein besonderes Interesse galt den Haut- und Krätzekranken. Ab 1850 folgte er der englischen Klassifikation von Willan und Thomas Bateman (1778-1821). 1853 besprach er in seinem Jahresbericht die Ursache der Pityriasis versicolor, bei der sieben Jahre zuvor ein Pilz nachgewiesen worden war, legte sich aber nicht fest, ob dieser Pilz Ursache oder Folge der Erkrankung sei. Im Gegensatz zu Schönlein anerkannte er die Krätzmilbe als Erreger der Krankheit. Die Therapie der Krätzekranken gehörte zu den grössten praktischen und im Zunehmen begriffenen Problemen jener Zeit. Bereits im Jahr 1836 hatte sich die Anzahl der Fälle im Vergleich zu den Angaben von Rahn von 1818 verdoppelt. 1845 betrug die Zahl der im Spital behandelten Fälle 327, drei Jahre später 587 und 1852 bereits 1000. Es standen 10 Betten für die unterdessen auf vier Tage verkürzte Kur zur Verfügung. Die Behandlung bestand aus bis 48 Stunden dauernden Schwitzkuren und Einsalbungen mit Unguentum anglicum (Schwefel, Nieswurz, Salpeter u.a.) die zu Brennen und Jucken und innert zwei Tagen zu Abschuppungen führte. Die Kleider wurden in einem Hitzekasten desinfiziert (10).

DIE GRÜNDUNG DER DERMATOLOGISCHEN KLINIK IN ZÜRICH

Nach Auflösung des alten Spitals in den 1870er-Jahren zwangen die Zunahme der Bevölkerung einerseits und die Entwicklung und Spezialisierung der ärztlichen Wissenschaft andererseits das neue Kantonsspital zu laufenden Erweiterungen. Schon 1903 wurde ein Postulat vom Kantonsrat angenommen, das die Prüfung der Schaffung einer Professur für Haut- und Geschlechtskrankheiten verlangte, der die Spezialabteilung des Kantonsspitals für den klinischen Unterricht zugewiesen werden sollte. Die medizinische Fakultät verhielt sich aber vorerst ablehnend, weil bei der herrschenden Raumnot nicht eine neue Spezialabteilung auf Kosten einer Hauptklinik installiert werden könne. Erst als Folge der eidgenössischen Verordnung für die Medizinalprüfungen im Jahre 1912, die für die Zulassung zur Fachprüfung den Besuch einer dermatologischen Klinik voraussetzte, konnte die Errichtung einer Professur für Dermatologie und Venerologie nicht mehr weiter hinausgeschoben werden (10).

Bruno Bloch (1878-1933)

1916 wurde Bruno Bloch aus Basel auf die neu geschaffene ordentliche Professur für Haut- und Geschlechtskrankheiten nach Zürich berufen. Zu diesem Zeitpunkt bestand in der Stadt bereits seit drei Jahren die privat betriebene Poliklinik von Max Tièche, später städtische Poliklinik. Um Bloch für Zürich gewinnen zu können, wurde ihm ein Neubau einer Dermatologischen Klinik in den kommenden drei bis vier Jahren versprochen. Nach einer ersten provisorischen Unterbringung der neuen Abteilung in einigen Sälen der medizinischen Klinik mit 32 Betten und in den Räumen der medizinischen Poliklinik im Oktober 1916, erfolgte Anfangs 1917 der erste provisorische Umzug in das inzwischen mit einem Kredit von 115 000.– Fr. umgebaute Haus der Magneta-Liegenschaft an der Pestalozzistrasse 10 (Abb.1, S. 115).

Die ursprünglich 48 Betten im Gebäude an der Pestalozzistrasse 10 mussten schon im Jahr 1917 auf 60 erhöht werden. Im ersten Jahr wurden 608 Patienten stationär und 3644 ambulant behandelt und 21 380 Konsultationen erteilt (9), darunter war ein grosser Teil mit ansteckenden Krankheiten wie Syphilis, Gonorrhö, Skabies und Tuberkulose. Die Unterbringung hatte von Anfang an provisorischen Charakter, was sich in hygienischen Problemen aber auch in Unannehmlichkeiten, wie der weiten Entfernung zur Küche (abgekühlte Mahlzeiten) und zum Hörsaal (erschwerte Patientenvorstellungen) bemerkbar machte. Der Bau einer Klinik liess schliesslich doch länger auf sich warten, als ursprünglich angenommen (10) und Bloch beschrieb in einer Aufklärungsschrift im Rahmen der kantonalen Volksabstimmung zur Bewilligung der (von ursprünglich 3.5 auf 2.4 Mio. Franken gesenkten) Kosten für den Bau einer neuen dermatologischen Klinik die «jeder Hygiene Hohn» sprechenden Verhältnisse und verglich diese mit den Siechenhäusern des Mittelalters. Um besonders auch die Landbevölkerung von der Notwendigkeit dieses Projektes zu überzeugen, hielt Bloch persönlich Vorträge in der Stadt und auf dem Land. Dabei sollen sich Moulagen als besonders wirksames Propagandamittel erwiesen haben. Bloch schrieb dazu 1929: «*Es konnten so die verheerenden Folgen, welche viele Haut- und Geschlechtskrankheiten, vor allem die Syphilis, die Gonorrhoë, die Tuberkulose, und der Krebs der Haut anrichten und die absolute Pflicht für das Gemeinwesen und den einzelnen Bürger alle Opfer zu bringen, um diesen Verheerungen Einhalt zu tun, auch dem einfachsten Mann aus dem Volke eindrücklich vor Augen geführt werden.*»
Am 2. April 1922 wurde der Bau vom Volk genehmigt und am 23. Juli 1924 konnte die Klinik an der Gloriastrasse 31 (Abb.2, S. 116) eröffnet werden (3).

Es standen dort insgesamt über 100 Betten (116 Betten dritter Klasse, davon 16 Kinderbetten, 6 Betten erster und 4 Betten zweiter Klasse) mit speziellen Behandlungsräumen, mit Bad im ersten und zweiten Stock, einer Poliklinik, Direktion und Bestrahlungsabteilung im Erdgeschoss und einer Badeabteilung, Laboratorien und einem modernen Hörsaal im Untergeschoss zur Verfügung. Dabei waren charakteristische Besonderheiten, welche eine dermatologische Klinik von anderen Kliniken unterscheidet berücksichtigt worden, so dass die Zürcher Klinik lange Zeit im In- und Ausland als die am besten und modernsten eingerichtete galt.

Es gab vier stationäre, teilweise geschlossene Abteilungen nach Haut- und Geschlechtskrankheiten und nach Geschlechtern getrennt. Da es sich bei den stationären Patienten in der Klinik oft nicht notwendigerweise um arbeitsunfähige oder bettlägerige Kranke handelte (z.B. über Monate behandelte zwangshospitalisierte geschlechtskranke Frauen) mussten Tagräume geschaffen werden.

Im Klinikgebäude standen zwei histologische Laboratorien, ein bakteriologisches Laboratorium, ein Raum zur Herstellung von Nährböden und zur Sterilisierung, drei Räume für Biochemie und biophysikalische Forschung, ein serologisches Labor, zwei experimentell biologische Laboratorien, ein Kälteraum und ein Raum zur Unterbringung der Versuchstiere zur Verfügung. Das Tierhaus enthielt Ställe zur Aufzucht und Unterbringung von Meerschweinchen, Kaninchen, Mäusen, Ratten, Katzen, Hunden, Hühnern, Schafen und Affen, ferner ein Tieroperationszimmer, ein Zimmer zur Untersuchung des Stoffwechsels, Futterräume etc.

Die Klinik wurde nicht zu gross geplant, wie anfänglich von vielen befürchtet; bereits 1925 mussten zeitweise Notbetten eingerichtet werden und schliesslich wurden die «weiblichen Veneriker» an die Schmelzbergstrasse 14 ausgelagert (9). Die Aufteilung der Patienten mit Hautkrankheiten und derjenigen mit Geschlechtskrankheiten auf je ungefähr die Hälfte der Betten entsprach den therapeutischen Bedürfnissen in den ersten zwei Jahrzehnten der Klinik. 1926 wurden 6 600 Patienten in fast 30 000 Konsultationen behandelt, davon 1350 stationär (575 mit Geschlechtskrankheiten). Neben Guido Miescher als Oberarzt standen Bloch vier reguläre Assistenten (einer davon als Chemiker für die Forschung) und fünf Volontärärzte (davon drei Ausländer) (Abb.3, S. 116), sieben Personen für die wissenschaftliche und Unterrichtsabteilung und 26 Pflegepersonen zur Verfügung.

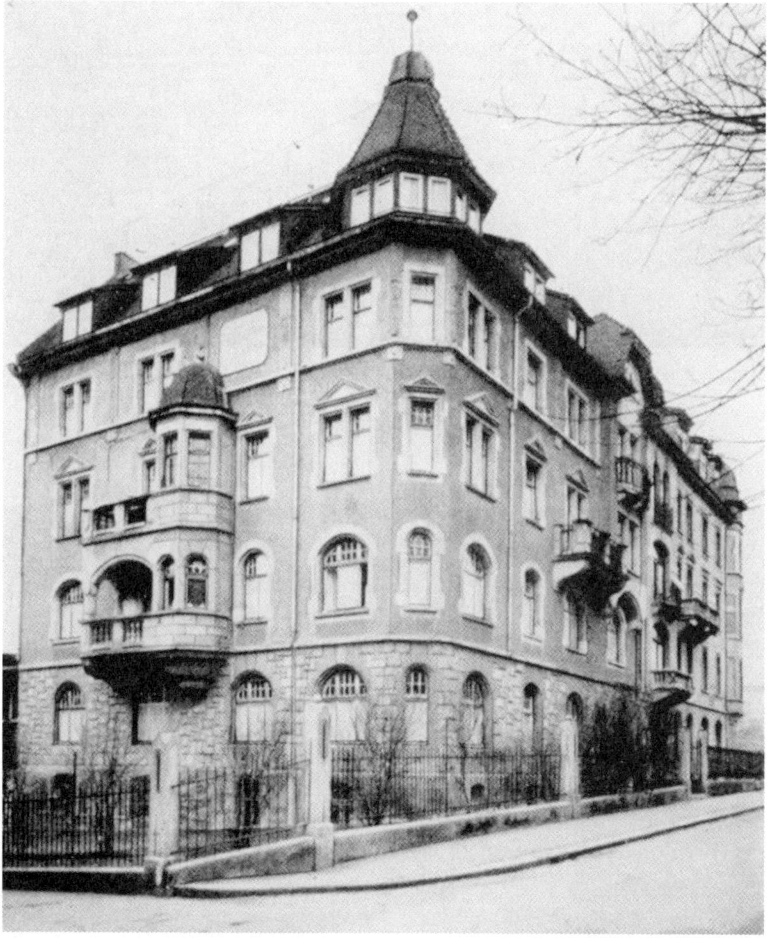

Abb. 1. Provisorische Unterbringung der neu gegründeten Dermatologischen Klinik an der Pestalozzistrasse 10

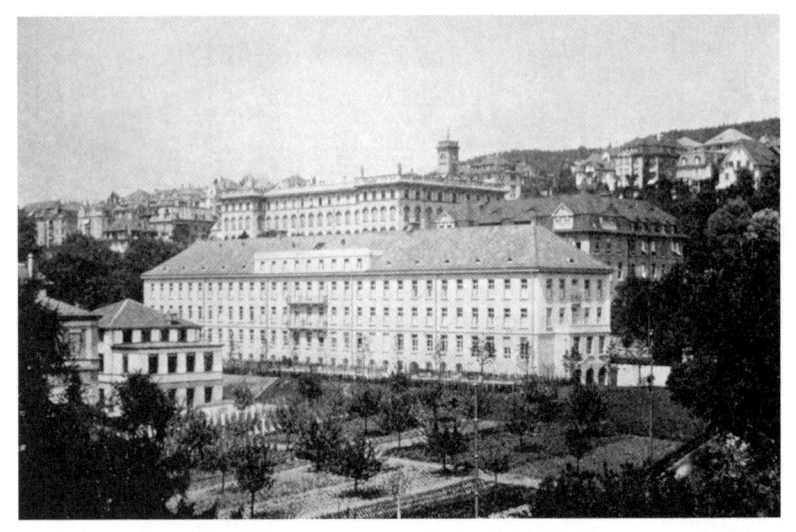

Abb. 2. Neubau der Dermatologischen Klinik, Eröffnung 1924, Foto ca. 1926

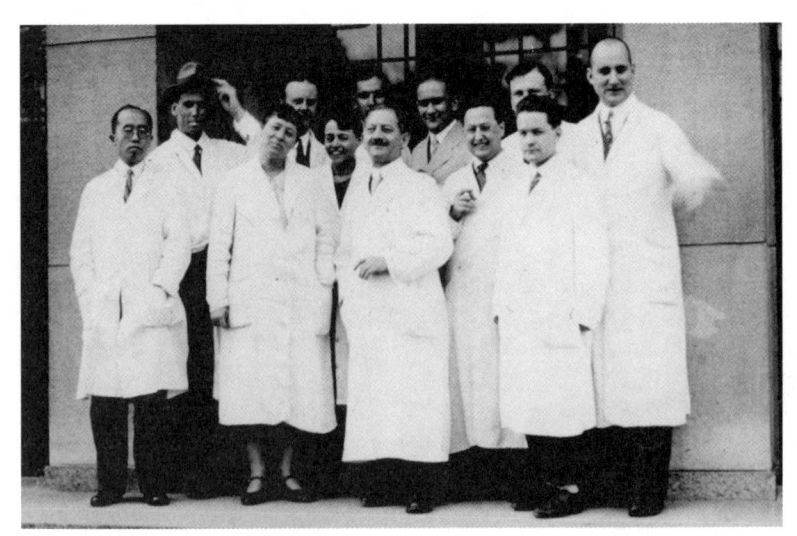

Abb. 3. Ärzteteam unter Bruno Bloch (vorne in der Mitte), Guido Miescher (links mit Hut)

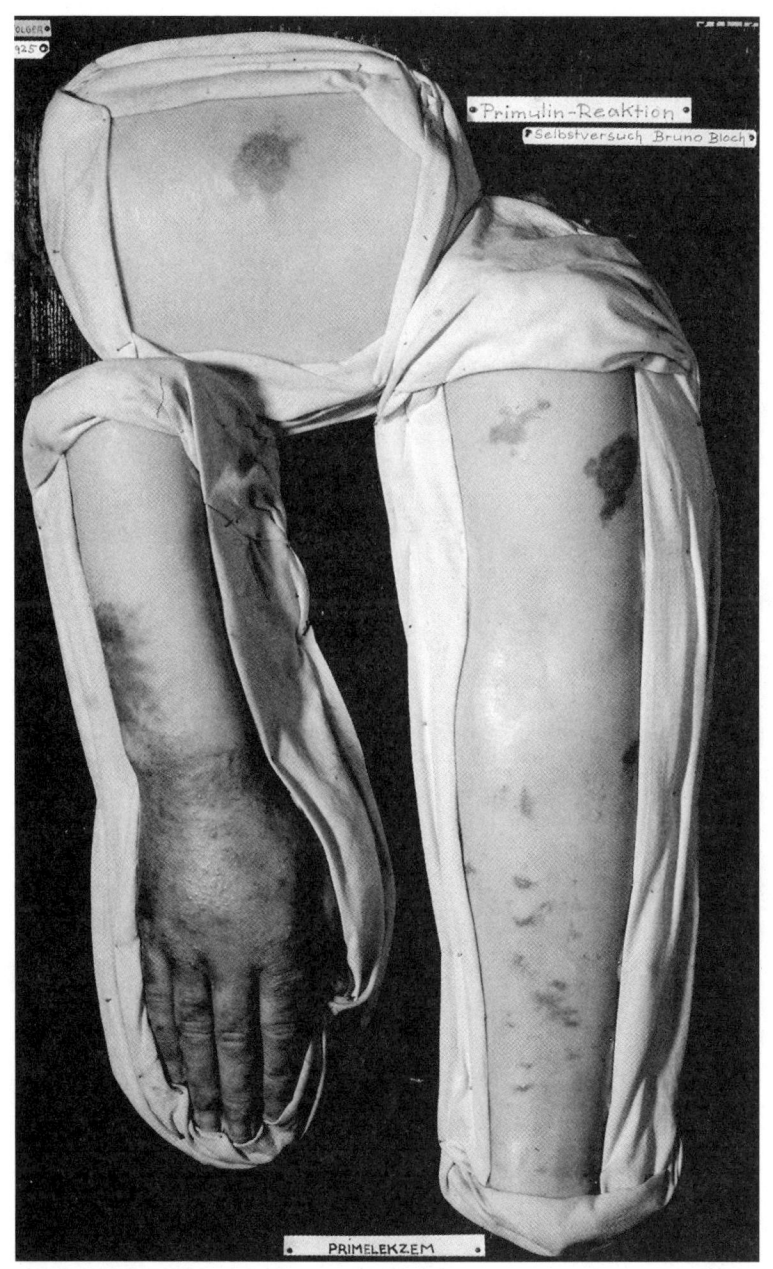

Die Dermatologische Klinik des Kantonsspitals Zürich

Abb. 4. Selbstversuch von Prof. Bruno Bloch zum Primelekzem, festgehalten als Moulage (Nr. 347-349, fecit L. Volger, 1925; Moulagenmuseum Universitätsspital und Universität Zürich).

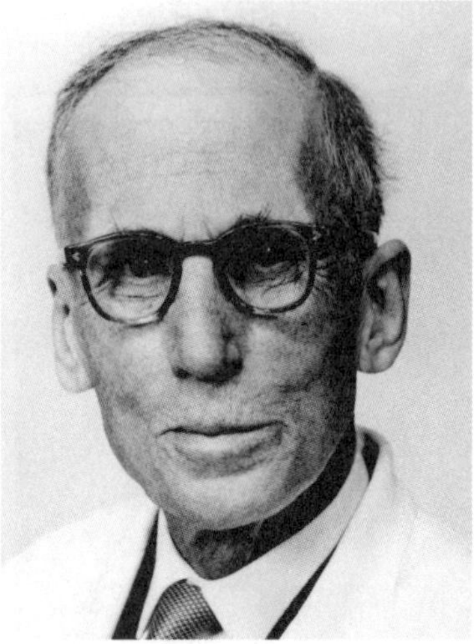

Abb. 5. Guido Miescher (Klinikleiter 1933-1958)

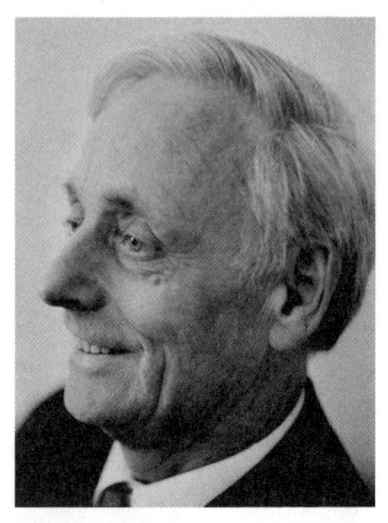

Abb. 6. Hans Storck (Klinikleiter 1958-1978)

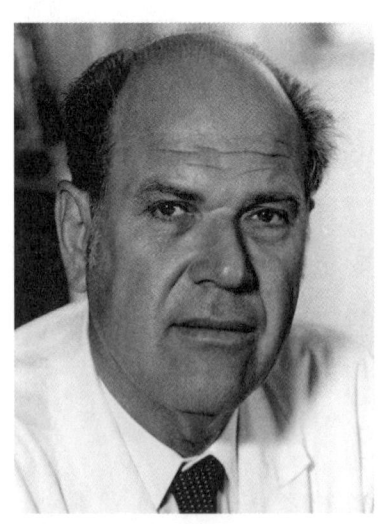

Abb. 7. Urs Walter Schnyder (Klinikleiter 1978-1991)

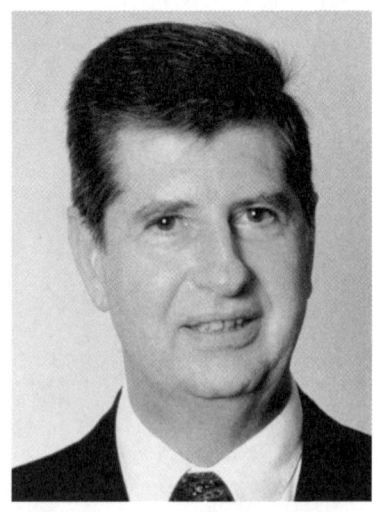

Abb. 8. Günter Burg (Klinikleiter seit 1991)

Forschungsschwerpunkte unter Bruno Bloch. Das wissenschaftliche Werk von Bloch und seinen Mitarbeiter war für die internationale Dermatologie wegweisend. Aufgrund seiner jüdischen Herkunft blieb aber die umfangreiche wissenschaftliche Forschung Bruno Blochs über viele Jahre in der deutschsprachigen Literatur unberücksichtigt. Besonders seinem Schüler Marion B. Sulzberger (1895-1984), ist ihre Verbreitung in den USA zu verdanken (13). Im Zentrum seiner Forschungen standen die funktionellen Untersuchungen der Reaktionen der Haut auf die verschiedensten Faktoren der Aussenwelt mit biochemischen und immunologischen Methoden. Entscheidend waren Experimente an Tier und Mensch.

Obwohl ihm von Studien über die Dermatomykosen abgeraten wurde, die Dermatomykosenlehre galt als vollständig abgeschlossen, hatte sich Bloch schon 1905 als Assistent bei Raymond Jacques Adrien Sabouraud (1868-1938) in Paris und bei der Bekämpfung einer Mikrosporon-Epidemie unter den Basler Schulkindern 1905-1907 vom Gegenteil überzeugt. Bloch interessierte sich besonders für die Gründe des unterschiedlichen Verlaufes von Pilzinfektionen und die Reaktionen des Organismus auf die Infektion. Nach Versuchen am Meerschwein wurden die Ergebnisse auch am Menschen weitergetestet, und die Resultate mit dem neu definierten Begriff der Idiosynkrasie und den neuen Theorien der Allergie und Immunität zu erklären versucht. In Analogie zur Fernreaktion bei Tuberkulose, dem Tuberkulid, begründete Bloch den Begriff Trichophytid oder Mykid für Fernreaktionen des Körpers auf lokale Pilzinfektionen. Dabei betonte Bloch die Parallelität zwischen Dermatomykosen einerseits und Tuberkulose und Syphilis andererseits; Experimente zu den Dermatomykosen könnten neue Erkenntnisse über die ungleich gefährlicheren anderen beiden Krankheiten liefern, die sich überhaupt nicht für Versuche am Menschen eignen (6).

Für die Ekzemforschung wurden Menschen und erstmals Meerschweinchen mit Primelextrakt (Primula obconica) sensibilisiert und mit der von Josef Jadassohn entwickelten Läppchenprobe (Vorläufer der heutigen Epikutantestung) getestet. Hauptgewicht lag im Nachweis einer durch eine äusserliche Substanz herbeigeführten Sensibilisierung mit nachfolgendem Ekzem. Die Publikationen zu diesem Thema enthalten eindrückliche Beschreibungen von Selbstversuchen von Bruno Bloch und Mitarbeitern, die heute noch mit Moulagen dokumentiert sind (Abb.4, S. 117). In Zusammenarbeit mit dem Zürcher Chemiker und Nobelpreisträger Paul Karrer (1889-1971) gelang die Isolierung der wirksamen Substanz «Primin».

Zu Blochs Zeiten waren zwar die Fragen nach dem Entstehungsort der Pigmentbildung in der menschlichen Haut schon weitgehend gelöst, nicht aber die Frage, aus welchen Substanzen und über welche Vorgänge das Pigment gebildet wird. Bloch konnte die biochemische Bildung des Melanins mit Hilfe der von ihm entdeckten Dopareaktion aufklären.

Die Krebsforschung konzentrierte sich besonders auf die mögliche Auslösung von Krebs durch Umweltfaktoren. Es wurden der Teerkrebs mit der weissen Maus als Versuchsobjekt und die krebserzeugende Wirkung von Röntgenstrahlen bei Kaninchen untersucht. Dabei gelang es Bloch als erstem, maligne Tumoren durch Röntgenstrahlen zu erzeugen.

Bloch sah es als seine Pflicht an, in seiner Eigenschaft als wissenschaftlicher Mediziner, die Angaben über Beobachtungen auf ihre Richtigkeit zu prüfen, ganz gleichgültig ob seine Arbeit dem allgemeinen Trend seiner Zeit entsprach. Die von verschiedenen Seiten her propagierte Behandlung von Warzen, also von infektiös bedingten geweblichen Neubildungen, durch Suggestion wurde über zweieinhalb Jahre an der Klinik beurteilt. Die Therapie mit Verbinden der Augen und Händeauflegen auf einen surrenden Apparat und das Einfärben der Warzen mit Eosin hatte in Abhängigkeit von der affektiven Einstellung des Patienten, der Persönlichkeit der Arztes und dessen Glaube an diese Heilmethode erstaunliche Erfolge.

Der Name des Klinikers Bloch ist als Eponym mit dem von ihm an einer Tagung der SGDV 1925 erstmals vorgestellten und vom damaligen Gastarzt Marion B. Sulzberger 1927 erstpublizierten Krankheitsbild der Incontinentia pigmenti Bloch-Sulzberger verbunden. Der damals beobachtete und publizierte Fall eines eineinhalbjährigen, von der Augenklinik zugewiesenen Mädchens wurde mit Hilfe einer Moulage dokumentiert und ist heute noch im Moulagenmuseum in Zürich zu sehen.

Marion B. Sulzberger war einer der bekanntesten Schüler Blochs. Nach abenteuerlichen Wanderjahren studierte der jüdische Amerikaner in Genf und Zürich Medizin und arbeitete als Gastarzt von 1926 bis 1929 bei Bloch. In Zürich schrieb er auch seine Dissertation. In seiner Heimat wurde er einer der einflussreichsten Dermatologen (New York, San Francisco). Unter den Schülern Blochs, welche eine erfolgreiche akademische Laufbahn einschlugen, erwähnen wir hier Edwin Ramel (1885-1941), später Leiter der Dermatologischen Klinik der Universität Lausanne, Hubert Jaeger (1892-1977), später Klinikdirektor in Lausanne, und Werner Jadassohn (1897-1973), Sohn von Josef Jadassohn, dem einstigen Lehrer und Freund von Bloch in Bern, der sich bei Bloch habilitierte und nach dessen

Tode 1933 Blochs Privatpraxis übernahm. 1946 wurde W. Jadassohn Klinikdirektor in Genf.

Die Beliebtheit des Lehrers, Klinikers und Forschers Bloch, der bereits Ehrenmitglied vieler dermatologischer Gesellschaften war, zeigte sich eindrücklich in einem aus Dankbarkeit für die Ablehnung des Rufes nach Berlin 1930 von Hunderten von Studenten veranstalten Fackelzug zu seinen Ehren und einem Bankett der Fakultät mit Teilnahme der Regierung. Angeblich wurden bei diesem Anlass 870 Liter Bier konsumiert.

GUIDO MIESCHER (1887-1961)

Nach dem unerwartet frühen Tod von Bruno Bloch wurde 1933 auf Vorschlag der Medizinischen Fakultät der langjährige Oberarzt und Leiter der Strahlenabteilung Guido Miescher (Abb. 5, S. 118) zu seinem Nachfolger berufen.

Forschungsschwerpunkte unter Miescher. Miescher setzte die funktionell-biologische Forschungsrichtung von Bloch bei der Lösung immunologisch-allergologischer Probleme, bei Fragen der Pigmentgenese und des experimentellen Karzinoms fort. Sein persönliches Hauptinteresse galt der Forschung auf dem Gebiet der Strahlenbiologie und -therapie. Er hatte bereits den wellenförmigen Verlauf des Röntgenerythems und den Schutzmechanismus der Haut gegen Ultraviolett durch Verdickung der Hornschicht beschrieben. Es folgten weitere wichtige Arbeiten über Dosierungen von Röntgenstrahlen und Bestrahlungsmethoden bei gut- und bösartigen Hautkrankheiten. Miescher gilt als Pionier der Strahlentherapie von Hautkrankheiten (4).

In der Ekzemforschung trieb er die funktionelle Erforschung der Haut weiter voran. Unter seiner Leitung und durch seine Unterstützung beschrieb der damalige Oberarzt Walter Burckhardt (1905-1971) die Alkaliresistenz der Haut, verschiedene Berufsdermatosen und das Zementekzem. Die Oberärzte Paul Ernst Robert (1906-1953), später Direktor der Hautklinik Bern, und Hans Storck beschrieben die mikrobielle Genese bestimmter Ekzemformen. Theodor Inderbitzin (1922-1977) veröffentlichte wichtige Arbeiten über die Bedeutung der Lymphozyten für die Ekzemgenese.

Die Studien von Bloch über das Pigmentproblem wurden durch Miescher fortgesetzt, insbesondere die Forschungen zum Melanom. Der von Guido Miescher verfasste Beitrag für das Handbuch der Haut- und Geschlechtskrankheiten von Josef Jadassohn trägt ausführlich alle Kenntnisse und eigenen Forschungen zum Melanom bis 1933 zusammen.

Die von Miescher in seinen histopathologischen Studien beschriebenen Radiärknötchen bei Erythema nodosum werden noch heute nach ihm benannt. Von Bedeutung waren auch die Arbeiten über die Zusammenhänge des Erythema nodosum mit Medikamenten (Cibazol®) und Infektionskrankheiten (Tuberkulose).

Als Kliniker beschrieb Miescher verschiedene seltene oder noch unbekannte Krankheitsbilder. Einige davon tragen ebenfalls seinen Namen als Eponyme: so z.b. das 1921 als kongenitale familiäre Acanthosis nigricans beschriebene Syndrom, das in medizinischen Lexika auch als Miescher-Syndrom II aufgeführt wird. 1945 untersuchte er histologisch als erster die essentielle granulomatöse Makrocheilie und nannte das Krankheitsbild wegen den tuberkuloiden Granulomen "Cheilitis granulomatosa". Diese zum Formenkreis des Melkerson - Rosenthal-Syndroms gehörende Veränderung wird auch Miescher - Syndrom I genannt. Die 1948 beschriebene und auch als Moulage erhaltene Granulomatosis disciformis chronica et progressiva trägt ebenfalls das Eponym Miescher und wird heute zur Nekrobiosis lipoidica gezählt. Von den Ehrungen, die Miescher zuteil wurden, seien die Verleihung der Ferdinand von Hebra-Medaille (Österreichische Dermatologische Gesellschaft) und der Karl Herxheimer-Medaille (Deutsche Dermatologische Gesellschaft) erwähnt.

Der für die Zürcher Klinik schon unter Bloch erlangte Ruf einer international führenden Forschungsstätte wurde von Miescher weiter gefestigt und Zürich blieb ein Anziehungspunkt für junge Forscher aus vielen Ländern. Von seinen Schülern übernahm Walter Burckhardt 1938 die Leitung der Städtischen Poliklinik für Haut- und Geschlechtskrankheiten. Hans Storck (1910-1978) war ebenfalls Oberarzt unter Miescher und trat 1958 seine Nachfolge als Klinikdirektor und ordentlicher Professor in Zürich an.

Emil Fischer (geb. 1919) war als zweiter Oberarzt unter Miescher tätig, wurde 1956 zum Thema Mykologie habilitiert und blieb ab 1958 als Konsiliararzt für Mykologie mit der Klinik verbunden. 1965 wurde er Titularprofessor. Der 1956 als Oberarzt angestellte Theodor Inderbitzin habilitierte sich 1957 und wanderte 1961 als Associate Professor nach Boston aus, wurde 1968 Ordinarius in Miami und kam 1971 als Extraordinarius nach Bern zurück.

Wandel der dermatologischen Therapien

Durch die Entdeckung und den Einsatz von Antibiotika bei bakteriellen Entzündungen, in der Dermatologie vor allem Sulfonamide (Cibazol) bei Gonorrhö in den 1940er-Jahren, gefolgt von Penizillin und später Breitspektrumantibiotika, wurde die Therapie grundlegend verändert. Die Gonorrhö und mit dem Penicillin auch die Syphilis, wurden plötzlich zu einfach behandelbaren Krankheiten und verloren in kürzester Zeit ihre soziale und medizinische Bedeutung als Volksseuche. An die Stelle der langwierigen und aufwändigen stationären Kuren für geschlechtskranke Patienten waren ambulant durchzuführende Therapien getreten. Die geschlossene Abteilung für Geschlechtskranke konnte aufgehoben werden. Die medikamentöse Behandlung der Hauttuberkulose mit hochdosierten Vitamin-D -Gaben und später die Entwicklung von Tuberkulostatika ersetzen die mühsamen und langdauernden Lichttherapien. Schliesslich wurden auch in Zürich erfolgreiche Studien zur Wirksamkeit von innerlichen und darnach topischen Cortisonpräparaten durchgeführt, Therapien die durch den ehemaligen Bloch-Schüler Marion Sulzberger 1952 in New York eingeführt worden waren. Nach 1958 wurden langwierige Kombinationstherapien mit Salben und Röntgenstrahlen bei tiefen Dermatophyteninfektionen durch den Einsatz des fungostatischen Griseofulvins obsolet.

Guido Miescher schrieb in seinem Beitrag zur Zürcher Spitalgeschichte 1951 (9): *«Das Gesicht der Klinik hat sich dadurch sehr wesentlich verändert, indem der durchschnittliche Prozentsatz der Veneriker, die sich in der Klinik aufhalten, von 74 auf 10.7 Prozent gefallen ist. Dass die Belegung der Klinik dadurch keine wesentliche Verminderung erfahren hat, erklärt sich durch die wachsende Inanspruchnahme durch dermatologische Fälle, so dass die ursprünglich venerischen Stationen zu dermatologischen Stationen geworden sind.»* Im weiteren betont Miescher darin die ausserordentliche Entwicklung der Strahlentherapie, vor allem diejenige der Hautkarzinome: 1925 wurden 83 Patienten in 129 Sitzungen behandelt; 1950 waren es bereits 194 Patienten in 1258 Sitzungen. Dagegen wurde aus den oben erwähnten Gründen ein deutlicher Rückgang der Strahlenbehandlung bei Hauttuberkulose, die nur noch in hartnäckigen Fällen als Hilfsmittel eine Rolle spielte, verzeichnet: 1925 wurden 97 Patienten in 2838 Sitzungen behandelt, 1950 waren es 96 Patienten in nur 332 Sitzungen (9).

Hans Storck (1910-1983)

Nach der Pensionierung von Guido Miescher erfolgte am 9. Januar 1958 die überraschende Wahl von Hans Storck (Abb. 6, S. 118) zum Klinikdirektor und Extraordinarius; 1969 wurde er Ordinarius. Als Oberarzt hatte er unter Miescher, trotz grosser Skepsis von Seiten seiner Kollegen, eine Allergiestation einrichten können, welche er bis zu seinem Weggang aus der Klinik 1951 leitete. (Einzig in Basel wurde schon ein halbes Jahr früher von Rudolf Schuppli, inspiriert aus Skandinavien, eine ähnliche Station aufgebaut.) Für viele Kollegen wurde dort Hokuspokus betrieben. 1949 konnten aber schon 330 Patienten behandelt werden; 1950 waren es bereits 536 Patienten bei 3918 Konsultationen und 1951 611 Patienten bei 4335 Konsultationen (12). Um mehr Zeit für die individuelle Betreuung der Patienten zu haben, eröffnete Hans Storck 1951 eine Privatpraxis, blieb jedoch als Konsiliararzt für Allergologie und auch mit anderen wissenschaftlichen Projekten eng mit der Klinik verbunden. 1957 wurde er zum Titularprofessor ernannt.

Während Storcks Zeit als Klinikdirektor erlebte die Klinik eine gewaltige Expansion. Die Allergiestation und die wissenschaftlichen Laboratorien wurden ausgebaut, eine eigene Kreislaufstation errichtet und neue Spezialsprechstunden (Andrologie, Akne, Beinleiden) eingeführt. Seit dem Bau der Klinik hatte sich das Krankheitsspektrum von den Geschlechtskrankheiten immer stärker zu den dermatologischen Krankheiten verschoben, besonders mit der Förderung der Bereiche Allergie, Andrologie und Phlebologie.

Forschungsschwerpunkte unter Storck. Die wissenschaftliche Arbeit von Storck deckte alle Bereiche der Dermatologie ab. Seine bevorzugten Forschungsgebiete waren aber die Allergologie, die Venerologie sowie die Dermatoonkologie und Radiotherapie. Storck galt als Spezialist für bakterielles und experimentelles Ekzem, worüber er auch seine Habilitation geschrieben hatte. Der Zusammenhang zwischen Mikroben und ihrer pathogenen Rolle beim Ekzem konnte aber nur teilweise aufgeklärt werden. Nach Einführung der Antibiotikatherapie von bakteriellen Erkrankungen, speziell auch in der Behandlung von Geschlechtskrankheiten standen Untersuchungen über sich entwickelnde Resistenzen im Vordergrund der wissenschaftlichen Untersuchungen. Eine besondere Bedeutung kommt dem wichtigen Forschungsgebiet der damals noch jungen Allergologie und der von Storck aufgebauten Allergiestation zu. Seine persönlichen Erfahrungen als Neurodermitiker waren ein zusätzlicher Ansporn für die Erforschung dieser Krankheit. Als «geistiges Testament» gilt seine mit eigenen Abbildungen aufgelockerte 1972 erschiene Monographie Allergie-Therapie und Praxis. Mit seinem späteren Nachfolger Urs W. Schnyder konnte die Zusammengehörigkeit des Asthma bronchiale, der Rhinitis atopica und der Neurodermitis gesichert werden.

Die Bedeutung des Werkes von Storck reiht sich nahtlos in das seiner Vorgänger ein und zeigt sich auch in der Vielzahl von Ehrungen, welche ihm während und nach seiner Amtszeit zuteil wurden, wovon besonders die Verleihung der Karl-Herxheimer-Plakette 1980 erwähnt werden muss. Von den unter Storck habilitierten Mitarbeitern sind für die Zürcher Dermatologie besonders sein Nachfolger Urs W. Schnyder, die späteren Leiter der städtischen Poliklinik für Haut- und Geschlechtskrankheiten Kaspar J. Schwarz (Habilitation 1969 mit experimentellen Untersuchungen zur Photoallergie) und dessen Nachfolger Alfred Eichmann und, als Leiter der Allergiestation bis ins Jahr 2003, Brunello Wüthrich von Bedeutung.

URS WALTER SCHNYDER (GEB. 1923)

Nach dem Rücktritt von Hans Storck wurde Urs W. Schnyder (Abb.7, S. 118) am 1. Sept. 1978 zum Direktor der Dermatologischen Klinik und Poliklinik des Universitätsspitals und Ordinarius für Dermatologie und Venerologie gewählt, nachdem er bereits 13 Jahre Ordinarius für Dermatologie und Venerologie und Direktor der Universitäts-Hautklinik in Heidelberg gewesen war und internationale Anerkennung als Kliniker, Dozent und Wissenschaftler genoss. In Zürich führte er seine wissenschaftlichen Schwerpunkte, die Erbkrankheiten der Haut und die Histopathologie der Haut weiter, förderte aber auch die Forschungen auf den verschiedensten Teilgebieten des Faches. Unter Schnyder wurde der internationale Austausch, insbesondere mit japanischen Gastärzten, stark unterstützt.

Forschungsschwerpunkte unter Schnyder. Schnyder verfolgte zwei Forschungsschwerpunkte: die Analyse von Erbkrankheiten mit Hilfe der Licht- und Elektronenmikroskopie und die Histopathologie der Haut. Seine Arbeiten über verschiedene Ichthyose- und Epidermolyse-Typen sind in die Weltliteratur eingegangen. Mindestens vier besondere Krankheitsbilder wurden von ihm erstmalig beschrieben und als Entität charakterisiert (8).

Noch in der Heidelberger Zeit erschien sein fächerüberschreitendes Lehrbuch der Histopathologie das weltweite Verbreitung gefunden hat. Viele seiner beinahe 400 Publikationen, wie z.B. die Arbeiten über die Meleda–Krankheit, sind wichtige Referenzarbeiten. Neben der weiteren Erforschung von gut- und bösartigen Tumoren der Haut, trieb Schnyder eine breite wissenschaftliche Forschung voran und baute initiative Forschungsgruppen auf (18). Seine Schwerpunkte blieben die Erbkrankheiten der Haut und die Histopathologie der Haut. Er förderte aber auch die Gebiete der Venerologie, auf dem sich sein Oberarzt Alfred R. Eichmann habilitierte, und das Gebiet der Röntgen- und Phototherapie mit der Habilitation von Renato Panizzon (geb. 1944, seit 1996 Klinikdirektor der Dermatologischen Klinik in Lausanne). Er förderte mit der Habilitation von René Rüdlinger (geb. 1950) das noch sehr junge Gebiet der dermatologischen Virologie und mit der Habilitation von Leena Bruckner-Tuderman (geb. 1952, seit 2003 Klinikdirektorin der Universitäts-Hautklinik in Freiburg i. Br.) die Gebiete der bullösen Autoimmunerkrankungen der Haut, inklusive des Bindegewebsstoffwechsels (beide 1989). Als Leiter der von Schnyder weiterhin geförderten Allergiestation wirkte Brunello Wüthrich. 1938 in Soregno bei Lugano geboren, erhielt er seine medizinische Ausbildung in Zürich, Paris und Lugano und promovierte 1968 mit der Dissertation über die malignen kutanen Retikulosen. 1971 wurde er Oberarzt an der Dermatologischen Klinik in Zürich und 1975 zum leitenden Arzt ernannt. Im Wintersemester 1975/76 erhielt er die Venia legendi für das Gebiet der Dermatologie und Venerologie, mit besonderer Berücksichtigung der Allergologie; 1985 erfolgte die Wahl zum Extraordinarius.

Urs W. Schnyder war ein leidenschaftlicher Hochschullehrer, dessen Vorlesungen und Vorträge gekennzeichnet waren durch eine klare Diktion, hervorragenden didaktischen Aufbau und Spannung. Er hat mit seiner starken Persönlichkeit für eine ganze Ärztegeneration die Lehre von Haut- und Geschlechtskrankheiten verkörpert. Um und durch U.W. Schnyder hat sich eine übernationale Dermatologenschule entwickelt und viele unter Schnyder habilitierte Dermatologen und Dermatologinnen haben heute leitende Positionen in Europa und Japan inne. Unter den vielen Ehrungen die Schnyder zuteil wurden, sind besonders die Verleihung der Ehrendoktorwürde durch die Medizinische Fakultät der Universität Montpellier 1982 und die Ernennung zum Senator der Deutschen Akademie der Naturforscher (Leopoldina) 1986 zu erwähnen. Am 30. April 1991 trat Prof. Dr. Dr. h. c. Urs W. Schnyder nach insgesamt 26 Jahren am Universitätsspital Zürich, davon 13 Jahre als Direktor der Dermatologischen Klinik und Poliklinik sowie Ordinarius für Dermatologie und Venerologie, altershalber von seinem Amt zurück.

Umbau der Dermatologischen Klinik

Während der Amtstätigkeit von Prof. Schnyder wurde die Dermatologische Klinik an der Gloriastrasse 31 umgebaut. Die Umbauarbeiten wurden im Frühjahr 1989, nach fast 4-jähriger Bauzeit, abgeschlossen und kosteten über 20 Mio. Schweizerfranken. Der Klinikbetrieb wurde in den Jahren 1985 bis 1989 weitergeführt, unter zeitweiliger Auslagerung der Polikliniken, Allergiestation und der Laboratorien in Provisorien. Der Umbau der in der Zeit von Prof. Bruno Bloch im neoklassizistischen Stil erbauten Klinik erfolgte in den alten Mauern, so dass sich das Gebäude äusserlich kaum verändert hat (5). Durch den Wegfall des 2-geschossigen Hörsaales konnte Platz gewonnen werden. Im Geschoss C wurde ein Kursraum eingerichtet, der Platz für die Chefvorstellungen und internen Fortbildungen bietet. Die Magistralvorlesungen finden seither in Hörsälen der Medizinischen Fakultät statt.

Die Poliklinik im Erdgeschoss ist durch einen eigenen Eingang über eine grosse Empfangshalle am Ort des früheren Hörsaales mit Anmeldungsschalter und Warteraum zugänglich. An die Poliklinik anschliessend wurden Licht-, Laser- und Röntgenabteilung sowie Epikutantestlabor und Venendiagnostik untergebracht. Besonders die von Schnyder geforderte Einrichtung des Epikutanstestlabors stellte eine wichtige Erweiterung der Poliklinik und Basis für den Ausbau der Berufssprechstunde dar. Da sich die Patientenzahlen im Laufe der letzten Jahrzehnte immer mehr vom stationären in den ambulanten Bereich umverteilten (siehe Anhang), war die Bettenzahl auf 61 Betten gesenkt und der Bettenbelegung, die damit wieder bei über 80 % lag, angeglichen worden. Physiotherapie und Badestation wurden in den Bettenbereich integriert. Nach dem Umbau verfügte die Klinik wieder über praktisch alle Möglichkeiten für die Diagnostik und Therapie von Haut- und Geschlechtskrankheiten sowie von Allergien. Der Labortrakt erfüllte alle Voraussetzungen für eine zeitgemässe Forschung, und die Krankenstationen gehörten wieder zu den modernsten und zweckmässigsten des Spezialfaches. Die Allergiestation hatte erstmals nach jahrzehntelangen Provisorien eine zweckmässige Bleibe erhalten.

Günter Burg (geb. 1941)

Am 1. Mai 1991 wurde Günter Burg, Direktor der Universitäts-Hautklinik in Würzburg, für die Nachfolge von Urs W. Schnyder als Ordinarius für Dermatologie und Venerologie an die Medizinische Fakultät der Universität Zürich und als Direktor der Dermatologischen Klinik und Poliklinik ans Universitätsspital Zürich berufen (Abb. 8, S. 118)

MICHAEL L. GEIGES, GÜNTER BURG

FORSCHUNGSSCHWERPUNKTE UNTER BURG

Hauptarbeitsgebiete sind die klinische und experimentelle Dermatologie sowie die Dermatohistopathologie mit Schwerpunkten in der Dermatologischen Onkologie, insbesondere Lymphome und maligne Melanome der Haut. Zu seinen Pionierleistungen gehört die Anwendung der Immunhistochemie zur Differenzierung cutaner Lymphome. Mit Günter Burg war auch Peter Elsner (geb. 1955) von Würzburg nach Zürich gekommen und hatte die Berufsdermatologie weiter ausgebaut. 1997 wurde er als Direktor an die Klinik für Dermatologie und dermatologische Allergologie am Universitätsklinikum der Friedrich-Schiller-Universität in Jena berufen. 1995 habilitierte sich Reinhard Dummer (geb. 1960), seit 2003 ausserordentlicher Professor, auf dem Gebiet der Molekularbiologie und Immunologie von kutanen Lymphomen; 1997 folgte Ralph Trüeb (geb. 1959) über TNF-Rezeptoren in der Immundermatologie, 1998 Frank Nestle (geb. 1964) über die dendritischen Zellen der Haut, Roland Böni (geb. 1962) über molekulare Genetik in der onkologischen Dermatologie und Thomas Kündig (geb. 1963) über Antigen-Immunogenität. Die operative Dermatologie wurde unter Jürg Hafner (geb. 1962) ausgebaut, der sich 2001 auf dem Gebiet des Ulcus cruris habilitierte. Als Oberärztin auf der Allergiestation habilitierte sich 2002 Barbara Ballmer-Weber (geb. 1963) mit ihrem Spezialgebiet der pollenassoziierten Nahrungsmittelallergien. Im Jahr 2003 wurde Brunello Wüthrich pensioniert und übergab die Leitung der Allergiestation Peter Schmid-Grendelmeier (geb.1959; Habilitation 2003: rekombinante Allergene). Ebenfalls zu Lymphomen der Haut habilitierten sich im Jahr 2002 Andreas Häffner (geb. 1964) und Werner Kempf (geb. 1965), Leiter des Histopathologischen Labors an der Klinik.

Günter Burg war 1998 und 1999 Prodekan (Ressourcen) und von März 2002 bis Februar 2004 Dekan der Medizinischen Fakultät der Universität Zürich. Unter den zahlreichen Ehrungen sind der internationale Marchionini-Preis (Berlin 1987), die Aufnahme in die Deutsche Akademie der Naturforscher (Leopoldina, 1999) und die Verleihung der Ferdinand von Hebra-Medaille durch die Österreichische Dermatologische Gesellschaft (Innsbruck, 2000) zu erwähnen.

Anhang: Überblick über klinische und wissenschaftliche Aktivitäten der dermatologischen Universitätsklinik Zürich

TABELLE 1
PATIENTENZAHLEN DER DERMATOLOGISCHEN KLINIK UND POLIKLINIK 1958-1998 (9)

Patienten der Klinik und Poliklinik	1958	1968	1978	1988	1998
stationär	1010	946	849	693	987
ambulant	8315	15975	15172	20418	18190

TABELLE 2
DIE DERMATOLOGISCHE KLINIK IN ZAHLEN 1951-1999

Jahr	1951	1959	1969	1979	1989	1999
Total Ärzte	9	11	15	25	26	31
Pflegepersonal	24	28	32	33	37	70
Med. techn. Personal	28	31	48	58	57	35
Stationäre Betten	110	101	100	85	58	54*
Mittlere Aufenthaltsdauer (Tage)	26	27	27	22	21	15
Ambulante Konsultationen/Jahr	43000	47000	75000	71000	61000	67000
Ambulante Konsultationen «Allergiestation»	4000	12000	25000	20000	17000	16000
Wissenschaftliche Publikationen	21	25	22	29	86	155

*) zusätzlich 6 teilstationäre Betten

Tabelle 3
Schwerpunkte klinischer und wissenschaftlicher Aktivitäten 1916-2003

Zeitraster	Klinikleitung	Schwerpunkte
1916-1933	Bloch	Klinische Dermatologie, Pigmentzellforschung, Mykide, Primelallergie, Ekzemforschung, Histopathologie
1933-1958	Miescher	Klinische Dermatologie, Röntgenweichstrahltherapie, Histopathologie
1958-1978	Storck	Klinische Dermatologie, Allergologie
1978-1998	Schnyder	Klinische Dermatologie, Genodermatosen, Histopathologie, Elektronenmikroskopie
1985-2003	Wüthrich (Extraordinarius)	Klinische Dermatologie, Atopie, Allergien vom Soforttyp (Nahrungsmittelallergie)
Ab 1991	Burg	Klinische Dermatologie, Dermatologische Onkologie (Melanom, Lymphom), Histopathologie, EDV und Teledermatologie

Literatur

1) Bächi H.: Das Universitätsspital Zürich im Wandel der Zeit. 2. unveränderte Auflage. Zürich, Universitätsspital Zürich,1985

2) Blecker J.: Johann Lukas Schönlein. In: von Engelhardt D., Hartmann F. Klassiker der Medizin, Band 2. München: C.H. Beck, 1991,pp.81-94

3) Bloch B.: Die Dermatologische Universitätsklinik Zürich. The Rockefeller Foundation, Methods and Problems of Medical Education. New York, The Rockefeller Foundation, 1929

4) Devigus A.: Der Dermatologe Guido Miescher 1887 - 1961 (Dissertation). Zürcher Medizingeschichtliche Abhandlungen Nr. 213. Zürich: Juris Verlag,1990

5) Dietschi R.: Umbau und Sanierung der Dermatologischen Klinik und Poliklinik des Universitätsspitals Zürich. Hautarzt 1989;40: 601-602

6) Guggenheim F.: Bruno Bloch, Biographie und wissenschaftliches Werk. (Dissertation). Zürcher Medizingeschichtliche Abhandlungen, Neue Reihe Nr. 68. Zürich, Juris Verlag, 1969.

7) Jahresberichte des Kantonsspitals Zürich 1958 - 1998

8) Jung E.G.: Zur Emeritierung von Prof. Dr. med. Dr. h. C. Urs Walter Schnyder. Schweiz. Rundschau Med. (PRAXIS) 1991;80, Nr. 27/28

9) Miescher G.: Dermatologische Klinik. In: Regierungsrat des Kantons Zürich. Zürcher Spitalgeschichte Band II. 1951; pp. 345 - 351

10) Milt B.: Geschichte des Zürcher Spitals. In: Regierungsrat des Kantons Zürich. Zürcher Spitalgeschichte Band I. Zürich: 1951. pp. 1 - 138

11) Mörgeli Ch.: Kurze Geschichte des alten Zürcher Spitals. In: Regierungsrat des Kantons Zürich. Zürcher Spitalgeschichte Band III. Zürich: 2000. pp. 25 - 76.

12) Schai M.: Leben und Werk des Dermatologen und Allergologen Hans Storck (1910 - 1983) (Dissertation). Zürich; 1999

13) Schnyder U. W.: Bruno Bloch und seine Schüler (1. Bruno Bloch - Gedächtnisvorlesung, 8. November 1991, Zürich). Hautarzt 1993; 44:324-327

14) von Rohr A.: Medizinische Poliklinik der Universität Zürich 1835 bis 1983. Stuttgart, New York, Georg Thieme, 1983

15) Wehrli G. A.: Die Krankenanstalten und die öffentlich angestellten Ärzte und Wundärzte im alten Zürich. Mitteilungen der Antiquarischen Gesellschaft in Zürich 1934; Band XXXI, Heft 3 (98. Neujahrsblatt).

16) Wüthrich B.: Zum Rücktritt von Professor U. W. Schnyder. Puls Personalzeitung des Unispitals Zürich 1991; 3:13-14.

Das Moulagenmuseum der Universität Zürich

Michael L. Geiges

Die Entstehung des Spezialfaches Dermatologie am Ende des 18. Jahrhunderts geht einher mit der Entwicklung einer Effloreszenzenlehre zur Beschreibung und Klassifizierung von Hautkrankheiten. In der Lehre und Erforschung der Hautkrankheiten haben seither Abbildungen und Nachbildungen der erkrankten Körperoberfläche eine wichtige Bedeutung. Im Laufe des 19. Jahrhunderts kam an mehreren Orten die Idee auf, dreidimensionale Nachbildungen der erkrankten Körperteile mit Hilfe von Wachs und Harz herzustellen, in der Regel als Ausguss eines Gipsnegatives. Diese Moulagiertechnik (franz. mouler = abformen, abdrucken) erlebte ihren Durchbruch 1889 am ersten internationalen Kongress für Haut- und Geschlechtskrankheiten im Hôpital St. Louis in Paris, dank den dort ausgestellten Moulagen von Jules Baretta. In der Folge wurden in vielen dermatologischen Zentren Moulagensammlungen für den Unterricht eingerichtet, und an Tagungen und Vorträgen wurden neue Befunde mit Hilfe von Moulagen demonstriert und diskutiert (3). So wünschte sich auch Bruno Bloch, als er im Jahr 1916 als erster Professor für Haut- und Geschlechtskrankheiten und Direktor der neu gegründeten Klinik nach Zürich berufen wurde, unter anderem, dass für 3000 Franken «Moulagen und Material zur Anfertigung von Moulagen» aus dem Einrichtungskredit bezogen werden können. Während seiner Fachausbildung in Wien, Berlin und Paris hatte er die dortigen Sammlungen kennen und für den Unterricht schätzen gelernt (2). 1922 hielt er fest: *«Eine dermatologische Klinik ohne eigene Moulagensammlung und ohne die Möglichkeit, die in ihr vorkommenden, praktisch oder theoretisch wichtigen Fälle moulagieren zu lassen, ist nicht vollständig»* (1). Von 1918 bis 1949 arbeitete die Moulageuse Lotte Volger (1883 - 1956) für die Dermatologische Klinik.

In der 1924 fertiggestellten dermatologischen Klinik waren die Moulagen in unmittelbarer Nähe des Hörsaals untergebracht und für die Vorlesungen griffbereit (Abb. 1, S. 135). 1950 folgte Ruth Willi (geb. 1919) und ab 1956 Elsbeth Stoiber (geb. 1924) als Moulageuse. Der ehemalige Heizungskeller der Klinik wurde zu einem Demonstrationsraum ausgebaut. Schliesslich mussten die Moulagen wegen Raumnot im Keller-Moulagenraum untergebracht werden und gerieten, durch die verbesserte Farbfotografie aus dem Hörsaal verdrängt, zunehmend in Vergessenheit. 1972 wurde Elsbeth Stoiber beauftragt, alle dermatologischen Moulagen wegzugeben. Sie setzte sich aber mit der Unterstützung des Direktors der Dermatologischen Klinik Urs W. Schnyder und Urs Boschung, damaliger Konservator des Medizinhistorischen Museums der Universität Zürich, für den Erhalt der mittlerweile auch medizinhistorisch wertvollen Objekte ein. Eine Ausstellung im Medizinhistorischen Museum 1979 führte eine Renaissance der Moulagen in Zürich herbei. Das Interesse an den realistischen Wachsnachbildungen nahm stetig zu und nach mehreren Umlagerungen konnte 1993 an der Haldenbachstrasse 14 ein moderner Museumsraum, der Platz für ca. 600 Moulagen bietet, eröffnet werden. Unterdessen wurde die dermatologische Moulagensammlung ergänzt durch über 500 in den Jahren 1919 bis 1927 von Adolf Fleischmann (1892-1968) im Auftrage des damaligen Direktors der Chirurgischen Klinik Paul Clairmont (1875 - 1942) hergestellten «chirurgischen» Moulagen, so dass die heutige Sammlung aus über 1800 Objekten besteht.

Die Verantwortung zur Pflege der Sammlung wurde einem Kuratorium übertragen. (Mitglieder des Kuratoriums 2004: Prof. Dr. G. Burg (Vorsitz), Direktor der Dermatologischen Klinik des Universitätsspitals Zürich; Prof. Dr. V. Meyer, Direktor der Klinik für Wiederherstellungschirurgie des Universitätsspitals Zürich; Prof. Dr. B. Rüttimann, Direktor des Medizinhistorischen Institutes und Museums der Universität Zürich; Spitaldirektorin Dr. Ch. Roth, Vertreterin der Direktion des Universitätsspitals; Dr. M. L. Geiges, Konservator). Das öffentlich zugängliche Moulagenmuseum ist seit 1996 Mitglied des Vereins Zürcher Museen und seit 1999 auch des Verbandes der Museen Schweiz. Sonderausstellungen locken immer mehr Besucher an, und es finden über 100 Führungen pro Jahr statt.

Die Zürcher Moulagen haben dank ihrer aussergewöhnlichen räumlichen und farblichen Detailtreue ihre ursprüngliche Funktion als Lehrmittel wiedererlangt. Vor den Staatsexamen wird das Museum von den Studenten intensiv als Lehrsammlung zur Vertiefung relevanter dermatologischer Krankheitsbilder genutzt. Daneben bietet sich hier die Gelegenheit, auch seltene Dermatosen, welche meist nur von Beschreibungen und Fotografien her bekannt sind, beinahe «live» in Ruhe betrachten zu können. Dass die Moulagen durch ihr echtes Aussehen auch einen emotionalen Eindruck hinterlassen ist didaktisch sogar hilfreich. Die ursprüngliche Bedeutung einzelner Objekte als Dokumente von forschungsrelevanten Befunden ist durch eine medizinhistorische abgelöst worden. So zeigen Moulagen heute fast greifbar real womit die Patienten und Ärzte vor 80 Jahren zu kämpfen hatten, an welche Grenzen sie gestossen sind und welche Neuentdeckungen gemacht wurden (z.B. Teerkrebs, Strahlenulzera nach Radiotherapie, Arzneimittelreaktionen auf Quecksilber und Arsen,

DAS MOULAGENMUSEUM DER UNIVERSITÄT ZÜRICH

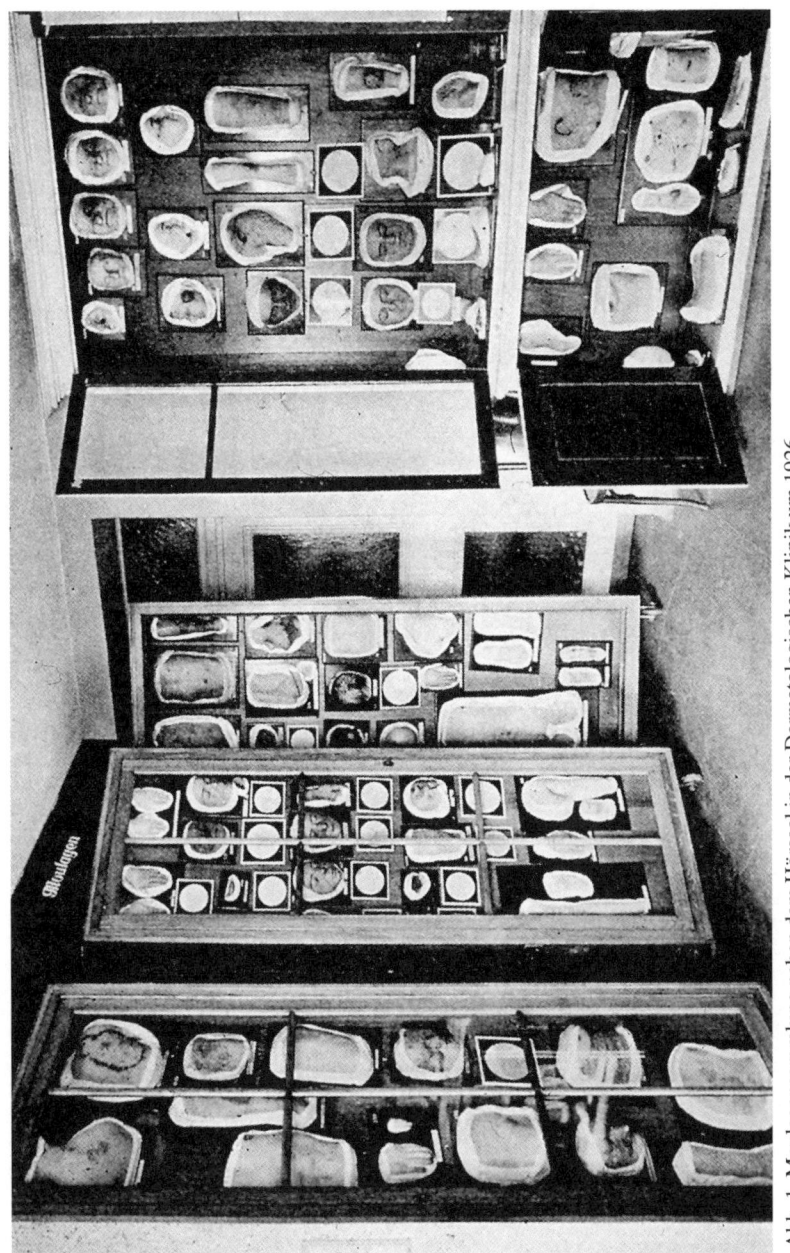

Abb. 1. Moulagensammlung neben dem Hörsaal in der Dermatologischen Klinik um 1926

Michael L. Geiges

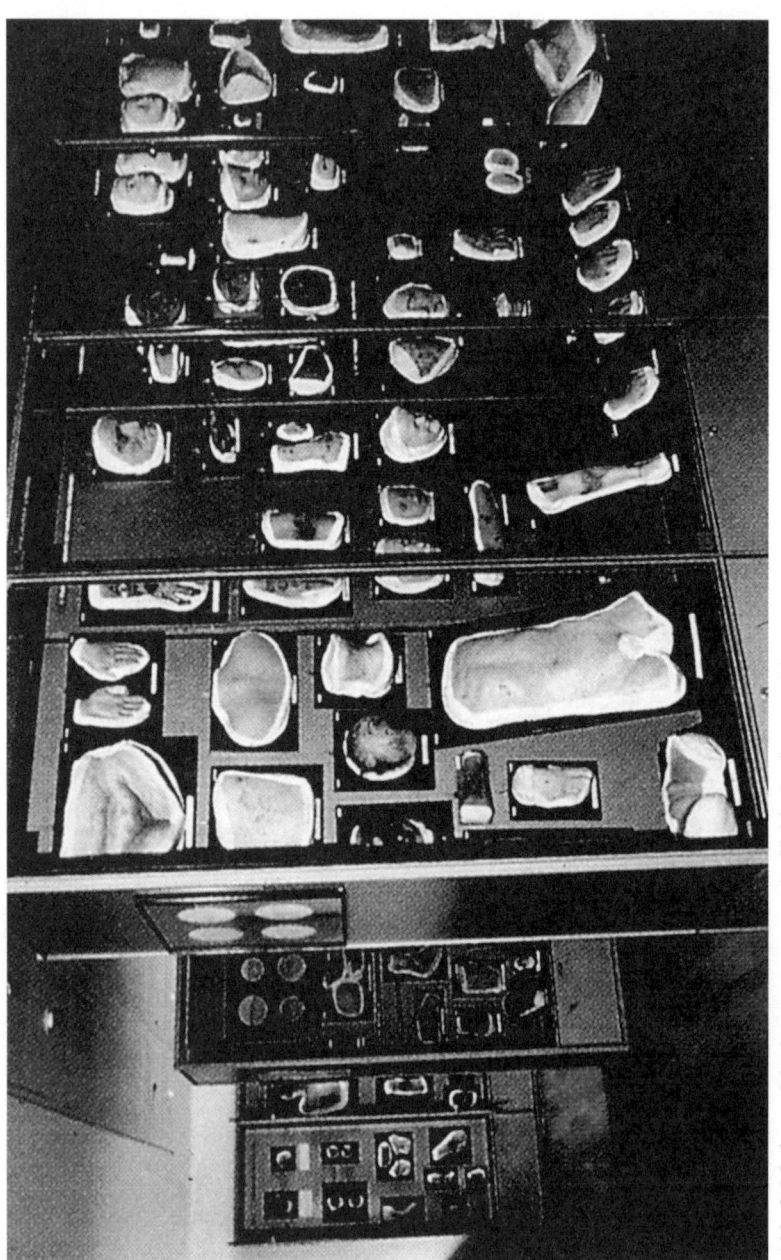

Abb. 2. Modernes Moulagenmuseum an der Haldenbachstrasse 14

Selbstversuche von Prof. Bloch zum Primelekzem). Besonders eindrückliche Dokumente sind die Moulagen von Patienten, die in Erstbeschreibungen einer neuen Entität auch in den Publikationen zu finden sind (Incontinentia pigmenti Bloch-Sulzberger, Cheilitis granulomatosa Miescher). Im Zusammenhang mit der Bekämpfung der Geschlechtskrankheiten wurden Moulagen schon früher in der Öffentlichkeit gezeigt, mit dem aus heutiger Sicht fragwürdigen Ziel der Abschreckung. Diese nicht mehr zeitgemässe Form der Aufklärung wurde ebenfalls abgelöst: heute bietet das Museum auch den medizinischen Laien die Gelegenheit, sich ein Bild von Krankheiten und gesundheitlichen Gefahren zu verschaffen, welche in den Medien diskutiert und besprochen werden. Krankheitsbilder von denen man im sozialen Umfeld hört, können im Museum, ergänzt mit kurzen erklärenden Texten, genau betrachtet werden. Neben dem wissenschaftlichen Interesse an Krankheit, lässt auch eine gewisse Schaulust, die vielleicht im Zusammenhang mit einer wahrgenommenen Bedrohung der eigenen Gesundheit steht, die anfänglich oft sehr skeptischen Besucher schliesslich über längere Zeit oft auch nachdenklich im Museum verweilen.

Literatur:

1) Boschung U.: Die Geschichte der Zürcher Moulagensammlungen. In Boschung U., Stoiber E.: Wachsbildnerei in der Medizin. Begleitheft zur Ausstellung. Zürich: Universität Zürich, 1979. p. 19-24

2) Boschung U.: Die Zürcher Moulagensammlungen. In Universitätsspital Zürich. Moulagensammlungen des Universitätsspitals Zürich. Zürich: 1993. p.8-9

3) Schnalke Th.: Moulagen in der Dermatologie: Geschichte und Technik. Dissertation (med), Marburg, 1986

ANDERE DERMATOLOGISCHE POLIKLINIKEN UND ABTEILUNGEN

DIE STÄDTISCHE POLIKLINIK ZÜRICH FÜR HAUT- UND GESCHLECHTSKRANKHEITEN

STEPHAN LAUTENSCHLAGER, ALFRED EICHMANN

BEWEGGRÜNDE ZUR SCHAFFUNG DER STÄDTISCHEN POLIKLINIK FÜR HAUT- UND GESCHLECHTSKRANKHEITEN

Die Prävalenz der Geschlechtskrankheiten war Anfang des 20. Jahrhunderts in der Schweiz und besonders in Zürich sehr hoch. Eine Spezialpoliklinik für Haut- und Geschlechtskrankheiten bestand zu diesem Zeitpunkt im ganzen Kanton nicht. Da man die epidemiologische Problematik dieser venerischen Erkrankungen in der ärmeren Bevölkerung der Stadtkreise 3, 4 und 5 als am vordringlichsten beurteilte und zudem bei diesen Bevölkerungsschichten eine gewisse Hemmschwelle gegenüber dem Kantonsspital im wohlhabenden Kreis 6 am Zürichberg bestand, wurde beschlossen eine spezialisierte Institution an den Ort der Bedürfnisse zu bringen.

Der Stadtrat fasste 1913 den Beschluss, Max Tièche die Räume der Medizinischen Poliklinik an der Hohlstrasse 82 für dermato-venerologische Sprechstunden und Patientendemonstrationen für Studierende zur Verfügung zu stellen, dies war der Beginn der Städtischen Poliklinik für Haut- und Geschlechtskrankheiten (Tab. 1).

TABELLE 1
CHEFÄRZTE DER STÄDTISCHEN POLIKLINIK FÜR HAUT- UND GESCHLECHTSKRANKHEITEN (AB 1995 DERMATOLOGISCHES AMBULATORIUM STADTSPITAL TRIEMLI).

- Max Tièche	1913 - 1938
- Walter Burckhardt	1938 - 1971
- Kaspar Schwarz	1971 - 1988
- Alfred Eichmann	1988 - 2002
- Stephan Lautenschlager	2002-

Max Tièche führte zu dieser Zeit bereits eine florierende Praxis für Haut- und Geschlechtskrankheiten an der Bahnhofstrasse in Zürich. Am 1. Oktober 1913 konnte die erste Sprechstunde in den Räumlichkeiten der Medizinischen Poliklinik an der Hohlstrasse 82 abgehalten werden (Abb. 1, S. 144).

PRÄGUNG DER STÄDTISCHEN POLIKLINIK DURCH DIE VERSCHIEDENEN LEITER RESP. CHEFÄRZTE

Max Tièche (Abb. 2, S. 145) hat als Gründer der Poliklinik die Richtung für die Entwicklung der Institution klar vorgegeben: Diese sollte unter anderem für ärmere Patientenschichten der Stadtkreise 3, 4 und 5 ein offenes Haus sein und notfalls Patienten auch unentgeltlich behandeln. Seine Hauptsorge galt der Eindämmung der Geschlechtskrankheiten. An zweiter Stelle folgten die übrigen infektiösen Hautkrankheiten, wobei besonders die Pocken und Varizellen das Interesse von Tièche weckten.

Tièche stammte aus dem Berner Jura und erlangte durch seine Dissertation zur Erstbeschreibung und Charakterisierung der blauen Naevi internationales Ansehen. In wenigen Jahren hatte er die Poliklinik zu einer sozialen Institution aufgebaut. Sehr beliebt waren bei der Bevölkerung die ausgedehnten Abendsprechstunden, oft bis 22 oder 23 Uhr. Seine medizinischen Demonstrationen für die Studenten und Ärzte erfuhren zunehmend eine grössere Wertschätzung. Dies führte mitunter zu einer wachsenden Konkurrenzsituation zur drei Jahre später entstandenen Hautklinik am Kantonsspital. Infolge des steigenden Andrangs von Patienten wurde die Poliklinik bald zu klein, weshalb sich Tièche um geräumigeren Ersatz umsehen musste, den er im alten Pulverhaus an der Hohlstrasse 119 fand. Diese Räumlichkeiten wurden notdürftig zur Poliklinik umgebaut und als Übergangslösung im Januar 1923 bezogen. Damals wurden 1533 Patienten anlässlich 9432 Konsultationen behandelt. Die Raumverhältnisse und Einrichtungen waren aber bedenklich, so dass dadurch zunehmend der Unmut der Bevölkerung hervorgerufen wurde und auch im Gemeinderat wurde Kritik geübt. Erst 1934 wurde ein Kredit für einen Neubau bewilligt. Diese neuen Räumlichkeiten konnten 1936 an der Herman Greulich-Strasse 70, wo sich die Klinik heute noch befindet, bezogen werden.

Tièche's eigenwilliger Charakter zeichnete sich insbesondere durch einen ausgeprägten Freiheitsdrang und Gerechtigkeitssinn aus. Neben seinem Herz für die Bedürftigen erkannte er in einer Pionierrolle sozialpräventivmedizinische Zusammenhänge. In seinen Jahresberichten an den Stadtrat widerspiegelte sich sein Verständnis für epidemiologische Zusammenhänge. Nur zwei Jahre nach dem Bezug der neuen Räumlichkeiten starb Tièche 1938 im 60. Altersjahr an den Folgen einer akuten Pankreatitis. Erst in den fünfziger Jahren setzte ihm die Stadt Zürich mit der «Tièche-Strasse» beim Waidspital ein kleines Denkmal.

In Walter Burckhardt (Abb. 3, S. 145), damals 33-jährig, fand Tièche einen würdigen Nachfolger. Er war von den beiden ersten Lehrstuhlinhabern für Dermatologie in Zürich, Bruno Bloch und Guido Miescher, beruflich geformt worden. Burckhardt wurde aus sechs Bewerbern ausgewählt und trat seine Stelle am 1. Oktober 1938 an. Burckhardt war Dermatologe mit Leib und Seele, wobei ihn seine beiden bevorzugten Teilgebiete, die Gewerbedermatologie und die Geschlechtskrankheiten, besonders faszinierten. In seiner Habilitationsschrift: *Das Maurerekzem*, fasste er seine Hauptarbeiten zum Zementekzem zusammen. Burckhardt führte die Poliklinik zunehmend zu einer fachlich renommierten Anlaufstelle, was sich auch in den Patientenzahlen zeigte; 1945 wurden in 36 500 Konsultationen 5 439 Patienten behandelt. Sein Arbeitsstil war äusserst produktiv und speditiv, was auch durch sein umfassendes Literaturverzeichnis von rund 200 Publikationen bestätigt wird. Zahlreiche bekannte Mediziner doktorierten unter seiner Leitung, wovon stellvertretend die legendäre Dissertation von U.P. Hämmerli, dem späteren Chefarzt der Medizinischen Abteilung am Triemlispital, erwähnt sei. Hämmerli beschrieb erstmals die Entstehung und Umstände der Zerkariendermatitis im Zürichsee.

Legendär waren bei den Studenten die dermatologisch-venerologischen Fallvorstellungen von Burckhardt am Freitagabend, in welche er sein ganzes didaktisches Können und seine Begeisterung für das Fach Dermatologie eingebracht hatte. Burckhardt selbst stellte für manchen ein Ideal dar, ein Vorbild, dem es galt nachzueifern. Sein Lehrbuch mit den anschaulichen Farbfotografien war für Generationen von angehenden Aerzten ein Standardwerk. Burckhardt starb kurz nach seiner Pensionierung, 66-jährig im Oktober 1971 an einem Herzversagen.

Vom Stadtrat wurde Kaspar Schwarz, bisheriger Oberarzt an der Dermatologischen Klinik am Kantonsspital Zürich, als Nachfolger gewählt. Im Gegensatz zu seinen beiden Vorgängern war Schwarz ein eher introvertierter, zurückgezogener Mensch. In seiner Ära galt es vorwiegend, das Niveau und die Position der Poliklinik als medizinische Einrichtung in der Stadt Zürich zu stabilisieren. Geprägt von der Tradition der dermatologischen Klinik des Kantonsspitals interessierte sich Schwarz früh für die dermatologische Strahlentherapie. Ein weiterer Arbeitsschwerpunkt betraf die Lichtdermatosen, die auch das Thema seiner Habilitationsschrift bildeten. Zusammen mit seiner Ehefrau, die als Chemikerin arbeitete, konnte Schwarz einige viel beachtete Arbeiten zu den Fotoallergien publizieren. Als langjähriger Sekretär der Schweizerischen Gesellschaft für Dermatologie und Venerologie hat Kaspar Schwarz zusätzlich unermüdlich fach-

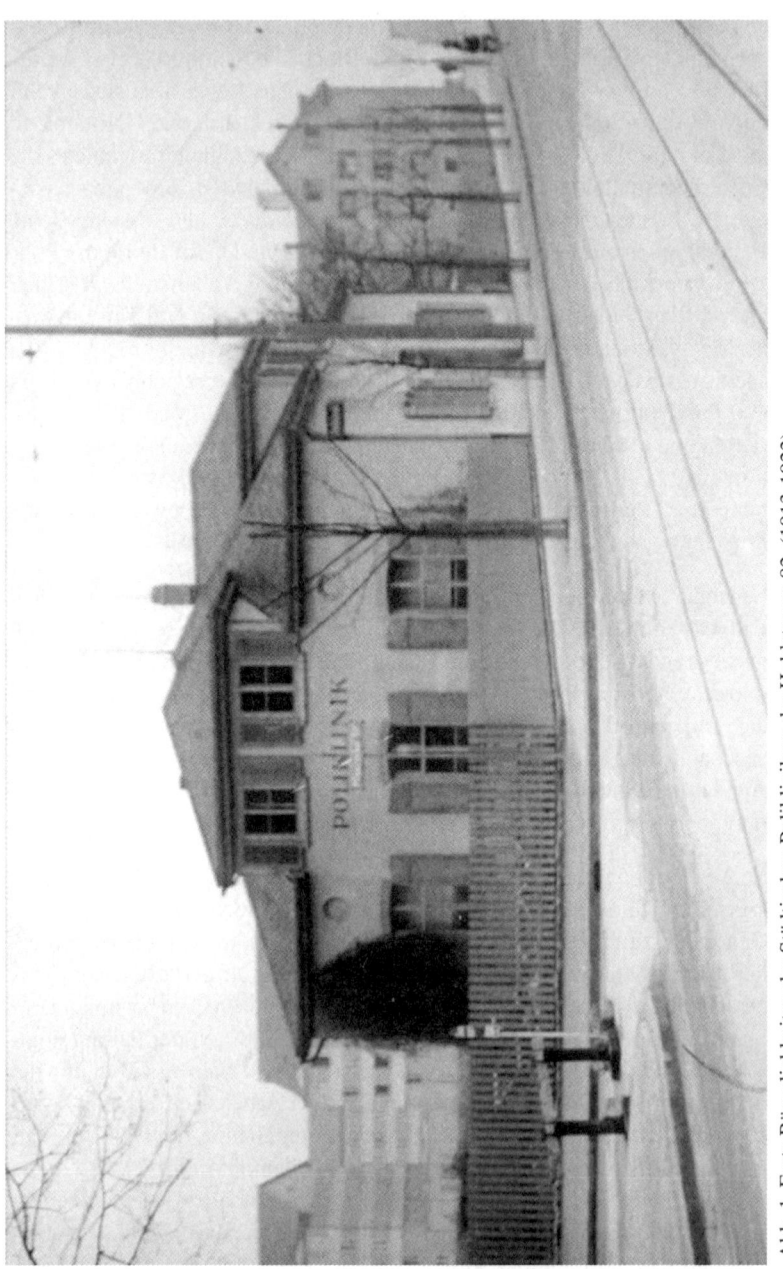

Abb. 1. Erste Räumlichkeiten der Städtischen Poliklinik an der Hohlstrasse 82, (1913-1922)

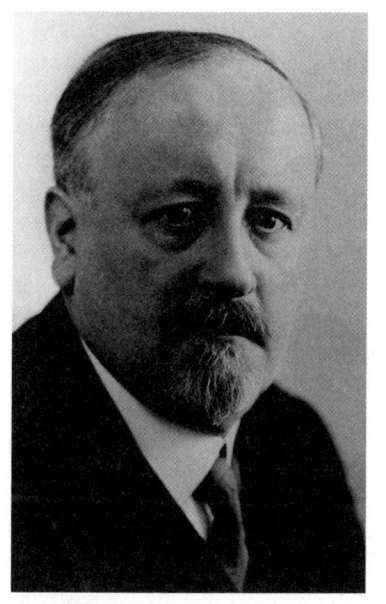

Die Städtische Poliklinik Zürich für Haut- und Geschlechtskrankheiten

Abb. 2. Max Tièche, Gründer der Städtischen Poliklinik

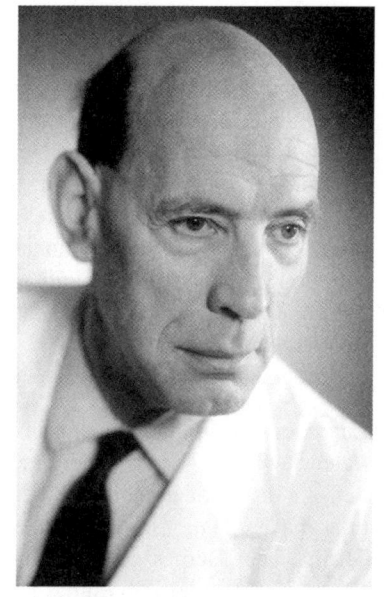

Abb. 3. Walter Burckhardt, Chefarzt der Städtischen Poliklinik von 1938-1971

politische Arbeit geleistet. Nach 17-jähriger Tätigkeit von Kaspar Schwarz wurde Ende 1988 Alfred Eichmann als Nachfolger gewählt.

A. Eichmann hatte sich unter U.W. Schnyder in der dermatologischen Klinik des Universitätsspitals Zürich zum Thema der Geschlechtskrankheiten habilitiert. Die Poliklinik blieb damit weiterhin die führende Anlaufstelle für Geschlechtskrankheiten in der deutschsprachigen Schweiz. Daneben pflegte Eichmann vermehrt die neuen Subspezialitäten der Dermatologie, Dermatochirurgie, Stomatologie und Nagelkrankheiten und baute diese Themengebiete zu Referenzadressen aus. Der Tradition des Hauses verpflichtet, engagierte sich Eichmann sehr in der Lehre, wo ihm insbesondere der Studentenkurs am Freitagnachmittag in den Räumlichkeiten der Poliklinik am Herzen lag. Nach knapp 14-jähriger Chefarzttätigkeit wurde A. Eichmann Ende August 2002, nach damals geltendem Recht, jedoch gegen seinen Willen vorzeitig in Pension geschickt.

Zu seinem Nachfolger wurde sein langjähriger leitender Arzt und Stellvertreter Stephan Lautenschlager ernannt, der seine dermatologische Ausbildung an der Dermatologischen Klinik in Basel absolviert hatte. Fast traditionsgemäss hatte sich St. Lautenschlager mit einem venerologischen Thema, dem Herpes genitalis, habilitiert. Zu den bereits vorgegebenen Schwerpunkten der Poliklinik führte Lautenschlager neu die pädiatrische und infektiologische Dermatologie ein. Auch bei ihm hat die Lehre einen hohen Stellenwert, was sich in seinem Engagement für den Studentenkurs widerspiegelt.

GESELLSCHAFTSPOLITISCHE BEDEUTUNG DER STÄDTISCHEN POLIKLINIK

Die Poliklinik liegt nicht zufällig an der Herman Greulich-Strasse. Der Standort an dieser Strasse, benannt nach dem bekannten Zürcher Sozialisten, hat Symbolcharakter für die sozialen Aufgaben der Poliklinik. Seit ihrem Bestehen wurden hier immer wieder Patienten behandelt, die sonst nirgendwo Zuflucht fanden. Selbst in der heutigen Zeit gibt es in unserem System viele Patienten, die aus unterschiedlichsten Gründen überall Ablehnung finden. Eine von der Stadt geführte Poliklinik hat mitunter die Aufgabe, solche Patienten, die durch sämtliche sozialen Maschen fallen, medizinisch aufzufangen.

Die strukturellen Verhältnisse dieser Institution haben sich in den Jahren gewandelt. Während die Poliklinik in ihrer ganzen Bestandesdauer immer Eigentum der Stadt Zürich war, änderten sich die organisatorischen Unterstellungen. Unter Max Tièche kam die Stadt Zürich für alle Unkosten der Poliklinik auf, bezahlte auch die Löhne der angestellten Ärzte und des übrigen Personals, hatte aber kein Mitspracherecht in Bezug auf die Führung, da Tièche selber nicht von der Stadt bezahlt wurde. Nach Tièche wurden die folgenden Chefärzte vollamtlich von der Stadt Zürich angestellt. In der Zeit von Eichmann von 1988 bis 2002 wurde von behördlicher Seite dreimal versucht, die Poliklinik aus politischen und finanziellen Beweggründen zu schliessen. Es gelang jedoch, im Kräftespiel zwischen Kanton und Stadt sowie Ärzteschaft und Krankenkassen die Poliklinik weiterzuführen. Dies fiel in eine Zeit, in der manche Spitäler und medizinische Institutionen in der Schweiz wegrationalisiert wurden. Auch am Beispiel der mehrmaligen Versuche zur Schliessung der Poliklinik, und dies trotz hohen Patientenzahlen, offenbart sich ein Mangel an klaren Konzepten für das Gesundheitssystem in der neueren Zeit in unserem Land. Eichmann gelang es, die administrativ im stadtärztlichen Dienst etwas isolierte Poliklinik organisatorisch in das Stadtspital Triemli zu integrieren.

BEDEUTUNG FÜR LEHRE UND AUSBILDUNG

Lehre und Ausbildung fallen in den Auftragsbereich des Kantons Zürich. Traditionellerweise hat die Städtische Poliklinik aber hierzu immer ihren Beitrag geleistet (Tab. 2).

TABELLE 2
LEHRE UND AUSBILDUNG IN DER STÄDTISCHEN POLIKLINIK
Dermatologischer Gruppenunterricht für Humanmediziner
Dermatologie für Zahnärzte
Ausbildungsstellen für Assistenten (Innere Medizin/Allgemein-Medizin)
Ausbildungsstellen für Assistenten in Dermatologie/Venerologie (B-Klinik)

Neben der Vermittlung von theoretischem Wissen benötigen die Medizinstudenten insbesondere eine praxis- und lebensnahe Ausbildung an Patienten, die auch durch computer-unterstütztes Lernen nicht ersetzt werden kann. Dieser Unterrichtsstil wurde in der Tradition von Tièche und Burckhardt gepflegt und weiterentwickelt. Der Einbezug von niedergelassenen Dermatologen als Lehrbeauftragte hat den Bezug zur Praxis noch zusätzlich verstärkt. Die Poliklinik bietet jährlich 12 Unterassistenten Einblick in das Fach der Dermatologie. Infolge des in der Schweiz bestehenden Ausbildungsengpasses in Dermatologie und Venerologie sind insbesondere ausserhalb der grossen Städte gewisse Landesteile dermatologisch noch unterversorgt. Die Poliklinik bietet zwei Ausbildungsstellen, die zum Facharzt Dermatologie/Venerologie führen sowie eine Fremdjahresstelle für Grundversorger an.

MEDIZINISCHE BEDEUTUNG

Neben der Ausbildungsfunktion besteht ein Bedürfnis nach einem dermatologischen Konsiliardienst für die rund 800 Betten der städtischen Akutspitäler und zusätzlich auch der Krankenheime. Zudem ist die Institution durch die Arbeit ihrer Chefärzte mit gesamtschweizerisch den höchsten Zahlen an Patienten mit sexuell übertragbaren Erkrankungen zu einer führenden Anlaufstelle in der Diagnose und Therapie dieser Erkrankungen geworden. Durch die erneute Zunahme der Geschlechtskrankheiten in jüngster Zeit erfüllt somit die Poliklinik wieder eine ihrer ursprünglich wichtigsten Funktionen.

Neben den sozialen Aufgaben hat die Poliklinik einen hohen Stellenwert für die Ausbildung in Haut- und Geschlechtkrankheiten unserer künftigen Ärzte und wird bei ihrem anhaltenden Patientenandrang auch künftig zur Sicherung der dermatologischen Versorgung in der Agglomeration Zürich von Nöten sein.

Literatur

Fuhrer H.P.: Max Tièche (1878-1928). Dermatologe und Gründer der Städtischen Poliklinik für Haut- und Geschlechtskrankheiten der Stadt Zürich. Med. Dissertation, Zürich, 1992.

Wicki-Bühler B.: Leben und Werk des Dermatologen Walter Burckhardt 1905-1971. Med. Dissertation, Zürich, 1995.

DERMATOLOGISCHE ABTEILUNGEN AN ANDEREN SCHWEIZER SPITÄLERN

EINLEITUNG

PETER ITIN

Nichtuniversitäre Abteilungen für Dermatologie in der Schweiz haben bereits eine lange Tradition. 1934 wurde die Dermatologische Abteilung am Ospedale San Giovanni in Bellinzona vom Dermatologen Dr. Fausto Tenchio gegründet. Nur 2 Jahre später erfolgte die Einrichtung einer nichtuniversitären Abteilung für Dermatologie im Kantonsspital Luzern. Der Leiter der Abteilung war Dr. Eduard Frei. Es hatte sich gezeigt, dass gewisse dermatologische Krankheitsbilder im stationären Bereich einer besonderen fachärztlichen Betreuung bedurften, welche von den internistischen Stationen oft nur ungenügend geboten werden konnte. Aus diesem Grund ist es gut verständlich, dass besonders Regionen mit einem grossen Einzugsgebiet und gleichzeitig erheblicher Distanz zu einem universitären Spital das Bedürfnis nach einer eigenen dermatologischen Abteilung hatten. Mit dem exponentiellen Wissenswachstum in der Medizin und insbesondere in der Dermatologie ergab sich immer deutlicher, dass jedes grössere Kantonsspital eine wachsende Patientenzahl behandelt, welche durch den Facharzt für Dermatologie mitbetreut werden sollte. Dieser Forderung wurde primär durch die Einführung von externen Konsiliarärzten nachgegangen. In nicht-universitären Spitälern mit einem Einzugsgebiet von mehr als 500'000 Einwohnern waren es vor allem sozialpolitische und wirtschaftliche Überlegungen, die zur Gründung eigener dermatologischer Spitalabteilungen führten; daneben waren aber auch Fragen der Qualitätssicherung und Ansprüche der Bevölkerung gewichtige Gründe für solche Entscheidungen. Im Dezember 1997 wurde die Abteilung für Dermatologie im Kantonsspital Aarau gegründet und 2004 wird eine neue Dermatologie im Kantonsspital St. Gallen eröffnet. Aber auch kleinere Spitäler, wie beispielsweise das Kantonsspital Schaffhausen, haben einen dermatologischen Konsiliarius mit Privatpraxis in den Räumlichkeiten des Spitals integriert. Diese neuen Spitaldienste widerspiegeln, wie gross der Bedarf an einer institutionalisierten und zentrumsgebundenen Dermatologie für eine Region ist.

Die in den verschiedenen Spitälern geführten Ambulatorien haben auch für die niedergelassenen Ärzte eine wichtige Bedeutung im Sinne eines Kompetenzzentrums, in welches komplexe Patienten für eine Zweitmeinung geschickt werden können oder ein besonderes Therapiekonzept vorgeschlagen werden kann. Zusätzlich sorgen solche Institutionen auch für die kontinuierliche dermatologische Weiterbildung niedergelassener Ärzte.

Die Erfahrungen während der letzten 6 Jahre in Aarau haben gezeigt, dass eine enge Zusammenarbeit mit anderen Spezialisten in unserem Fach besonders bedeutsam ist. Diese interdisziplinäre Tätigkeit gibt unserer Spezialität ein spezielles Gewicht und dokumentiert den Nicht-Dermatologen die Kompetenz unserer Arbeit. In der Regel ist die interdisziplinäre Zusammenarbeit für alle Seiten eine «Win-Win»-Situation.

Die dermatologische Abteilung des Ente Ospedaliero Cantonale a Bellinzona

Carlo Mainetti, Patrizia Carrozza, François Gilliet

Chronik der leitenden Ärzte

Die dermatologische Abteilung am Ospedale San Giovanni in Bellinzona wurde im Jahre 1934 von Dr. Fausto Tenchio als erste spezialisierte Abteilung des Tessins gegründet. Fausto Tenchio stammte aus Verdabbio im Mesox Tal (Kanton Graubünden), wo er am 20. November 1904 geboren wurde. Er absolvierte sein Studium an den medizinischen Fakultäten in Zürich und Rom und spezialisierte sich in Dermatologie und Venerologie an der Universitätsklinik in Zürich. In Jahre 1934 kehrte er in den Tessin zurück, wo er neben seiner Spitaltätigkeit eine der ersten dermatologischen Praxen eröffnete. Im Verlaufe seiner beruflichen Laufbahn publizierte er verschiedenste wissenschaftliche Arbeiten. Er war zudem Präsident der Schweizerischen Gesellschaft für Dermatologie und Venerologie (SGDV) und der Tessiner Dermatologen Gesellschaft (Società Ticinese di Dermatologia e Venereologia: STDV). Als Oberstleutnant war er über Jahrzehnte Sanitätskommandant des Waffenplatzes Bellinzona. Im Alter von 70 Jahren hat er sich als Chefarzt der dermatologischen Abteilung zurückgezogen, seine Praxistätigkeit als Dermatologe gab er aber erst kurz vor seinem Tod auf. Er starb in Bellinzona am 12. Oktober 1999 im Alter von 95 Jahren.

Im Jahre 1975 übernahm Dr. François Gilliet seine Nachfolge. Als Bürger von Zürich wurde er am 2. Februar 1937 in Zürich geboren, wo er im Jahre 1961 sein Medizinstudium abschloss. Seine dermatologische Ausbildung absolvierte er in Boston (Prof. W. Lever), Lausanne (Prof. J. Delacrétaz) und Zürich (Prof. H. Storck). In Bellinzona leitete er als Chefarzt die dermatologische Abteilung am Ospedale San Giovanni und war gleichzeitig in seiner Privatpraxis im Herzen von Bellinzona tätig. Dr. F. Gilliet war speziell in den Bereichen der Allergologie und Venerologie tätig. Er hat alleine ein enormes Arbeitspensum sowohl qualitativ als auch quantitativ tadellos gemeistert. Dr. F. Gilliet war Präsident der STDV und Mitglied des Vorstandes der SGDV sowie der Stiftung Gesellschaft zur Bekämpfung der Geschlechtskrankheiten. In Jahre 2002 wurde er zum Ehrenmitglied der SGDV ernannt.

Dr. Carlo Mainetti eröffnete im Jahre 1994 eine dermatologische Praxis in Bellinzona. Gleichzeitig wurde er "medico aggiunto" an der dermatologischen Abteilung des Ospedale San Giovanni. Er stammt aus Minusio und wurde am 15. Mai 1958 in Muralto geboren. Er hat sein Medizinstudium in Zürich im Jahre 1984 abgeschlossen und seine Fachausbildung in Dermatologie und Venerologie in Genf (Prof. J.-H. Saurat) absolviert, wo er sich speziell mit den dermatologischen Krankheitsbildern bei Autoimmunerkrankungen, sowie mit der medizinischen und chirurgischen Behandlung von Beinulzera beschäftigte. Nach seiner Niederlassung in Bellinzona, wurde er Vorstandsmitglied der Tessiner Aerztegesellschaft (Ordine dei Medici del Cantone Ticino: OMCT) und der Aerztegesellschaft des Bellinzonese, in welcher er von 1997-1998 das Amt des Präsidenten bekleidete. Im Jahre 2003 wurde er in den Vorstand der SDGV und der Stiftung zur Bekämpfung der Geschlechtskrankheiten gewählt. An der dermatologischen Abteilung des Ospedale San Giovanni waren die Zusammenarbeit und die fachlichen Diskussionen mit Dr. F. Gilliet sehr wertvoll, da sich zwei «Schulen», die angelsächsische und die französische, konfrontieren konnten. Da in den darauffolgenden Jahren die Aktivität der Abteilung stetig zunahm, wurde ihr 1996 erstmals eine eigenständige 50%ige Assistenzartstelle zugesprochen, welche anfangs finanziell von der Pharmaindustrie unterstützt wurde bis sie von der kantonalen Spitalkommission (Ente Ospedaliero Cantonale: EOC) offiziell übernommen wurde. Die Abteilung erhielt schon bald die Anerkennung als Fortbildungsstätte für 1 Jahr FMH in Dermatologie und Venerologie und in Allgemeinmedizin.

Im Jahre 2001 trat Dr. F. Gilliet als Chefarzt der dermatologischen Abteilung zurück, seither widmet er sich ganz seiner Praxistätigkeit. Die Leitung der Abteilung wurde Dr. C. Mainetti übergeben. Seit Anfang 2002 führt er die Abteilung gemeinsam mit Frau Dr. Patrizia Carrozza, welche 1996 die erste eigenständige Assistentin der Dermatologischen Abteilung war. Dr. P. Carrozza stammt aus Zürich und wurde am 13. Mai 1968 in Zürich geboren, wo sie 1994 das Medizinstudium abschloss. Die dermatologische Ausbildung absolvierte sie in Bellinzona (Dr. F. Gilliet) und Zürich (Prof. G. Burg und Prof. A. Eichmann), am 8. November 2001 bestand sie die Facharztprüfung für Dermatologie und Venerologie. In Bellinzona ist sie seit Anfang 2002 in Ihrer Privatpraxis und teilzeitig als «medico aggiunto» an der dermatologischen Abteilung des Ospedale San Giovanni tätig. Sie beschäftigt sich speziell mit Venerologie und Dermatoonkologie. Im Jahre 2003 wurde im Rahmen von Umstrukturierungen die dermatologische Abteilung administrativ in die Innere Medizin (Klinikdirektor Prof. C. Marone) eingegliedert und umbenannt in «Servizio di Dermatologia». Dr. C. Mainetti und Dr. P. Carrozza sind als «medici aggiunti" weiter für die Abteilung wie auch für die Wahl und Ausbildung des Assistenzarztes voll verantwortlich.

Klinische Tätigkeit.

Dr. F. Gilliet führte die Abteilung als spezialisierte Klinik mit 12 Betten; für allergologische Testungen und chirurgische Eingriffe wurde sie mit der nötigen Infrastruktur ausgestattet. Im Jahre 2000, im Rahmen des Ausbaues des Ospedale San Giovanni Bellinzona (OSG) in das Ospedale Distrettuale Bellinzona e Valli (ORBV: dem auch die Spitäler von Faido und Acquarossa angegliedert sind) wurde der vorher isoliert stehende dermatologische Pavillon dem Hauptgebäude angeschlossen.

Der Schwerpunkt der Tätigkeit lag und liegt in der Betreuung stationärer Patienten aus der italienischen Schweiz (Tab. 1); die Belegung der Abteilung liegt zwischen 80% und 90%.

Tabelle 1

Dermatologische Abteilung Bellinzona: Anzahl hospitalisierte Patienten, durchschnittliche Dauer des Spital-Aufenthalts und Bettenbelegung

Jahr	1994	1995	1996	1997	1998	1999	2000	2001	2002	2003
Anzahl Patienten	222	217	185	192	229	252	245	222	206	264
Dauer Spitalaufenthalt (in Tagen)	18.28	18.40	18.69	18.30	17.00	14.30	15.69	15.83	17.48	13.44
Hospitalisationstage	4059	3926	3458	3521	3990	3612	3845	3658	3813	3710
Bettenbelegung %	92.00	89.45	80.34	80.60	91.00	82.47	88.61	83.51	87.04	85.20

Die zuweisenden Ärzte sind mehrheitlich im Kanton tätige dermatologische Facharztkollegen. Die wichtigsten Einweisungsgründe sind die Abklärung und/oder Behandlung von entzündlichen Dermatosen, Allergien, Ulkus cruris, Autoimmun-Erkrankungen, Hauttumoren, und Berufsdermatosen (SUVA), dann auch Notfälle (Infektionen, Allergien usw.). In den letzten Jahren hat die ambulante Aktivität deutlich zugenommen. Immer häufiger werden auch Patienten mit Ulzera an den Beinen für einige Tage zur Abklärung (Zusammenarbeit mit der neu geschaffenen kardio-angiologischen Abteilung unter der Leitung von Prof. A. Gallino) und zur Therapieeinleitung aufgenommen, und in der Folge im dermatologischen Ambulatorium, welches der Bettenstation angegliedert ist, weiter betreut. Die Wundheilung ist der Hauptpfeiler unserer ambulanten Tätigkeit. Sehr stark zugenommen haben auch die Konsilien bei hospitalisierten und ambulanten Patienten anderer Kliniken. Besonders wichtig ist die Konsiliartätigkeit auf der Notfallstation der Inneren Medizin, ein Ausdruck optimaler Zusammenarbeit, und dann auch mit dem international anerkannten Onkologischen Institut des Kantons Tessin (Istituto Oncologico della Svizzera Italiana: IOSI), geleitet von Prof. F. Cavalli. Seit den achtziger Jahren, wurde in unserem Ambulatorium ein Phototherapie-Zentrum eingerichtet, anfangs für konventionelle PUVA-Therapie und UVB-Therapie, später auch für Balneo-PUVA-Therapie. Seit 2003 werden auch Phototherapien mit Schmalband-UVB angeboten.

Höhepunkte der Arbeitswoche sind die beiden Chefvisiten am Montag- und Freitagmorgen. Anlässlich dieser Visiten werden alle hospitalisierten und problematischen ambulanten Patienten diskutiert, die spezifischen Abklärungen und Therapien sowie Zielsetzungen festgelegt. Die beiden verantwortlichen Dermatologen sind im Durchschnitt täglich 2-3 Stunden im Spital anwesend. Sie teilen sich das Kalenderjahr für die Tag- und Pikett-Dienste auf. Die Tagdienste beinhalten die tägliche Visite der stationären Patienten, inklusive an Wochenenden und Feiertagen, um auch der internistischen Betreuung dieser meist älteren Patienten gerecht zu werden. Allfällige internistische Notfallsituationen werden bei Abwesenheit des diensthabenden Dermatologen von den Ärzten der Inneren Medizin übernommen. Der Pikett-Dienst beinhaltet die telefonische Erreichbarkeit des diensthabenden Dermatologen für fachspezifische Fragen und Probleme seitens der Dermatologischen Abteilung und der Ärzte des Ospedale Regionale Bellinzona e Valli und aller übrigen Kliniken des Kantons Tessin (Ente Ospedaliero Cantonale). Bei Bedarf muss der diensthabende Dermatologe innerhalb angemessener Zeit im Spital eintreffen.

Für dermatologische Notfallsituationen können sich die Patienten an die Notfallstation des Ospedale Regionale Bellinzona e Valli wenden.

Dr. C. Mainetti und Dr. P. Carrozza beteiligen sich regelmässig mit Präsentationen an den spitalinternen ärztlichen und pflegerischen Fortbildungen. Der dermatologische Assistenzarzt betreut unter der Aufsicht der verantwortlichen Dermatologen die stationären Patienten; er leistet aber in der Regel keine Wochenend- oder Pikett-Dienste. Er ist bei den Konsilien anwesend und koordiniert diese mit den anderen Kliniken. Die ambulanten Patienten werden nach Bedarf und nach Rücksprache mit dem diensthabenden Dermatologen, auch durch den Assistenten betreut, welcher von Fall zu Fall die Kontrolluntersuchungen organisiert. Er wird ermuntert, eine wissenschaftliche Publikation (in der Regel ein Fallbericht) zu verfassen oder einen kurzen themenspezifischen Vortrag für die anderen Assistenzärzte im Rahmen der spitalinternen Fortbildungen zu präsentieren. Er wird kontinuierlich von den verantwortlichen Dermatologen fallspezifisch unterrichtet und hat die Möglichkeit, die allgemein medizinischen spitalinternen und externen Fortbildungsveranstaltungen, sowie diejenigen der STDV zu besuchen.

Der "Servizio di Dermatologia" bietet den Einwohnern der italienischen Schweiz (Kanton Tessin und italienischsprechende Gebiete des Kantons Graubünden) die Möglichkeit einer stationären dermatologischen Behandlung (Abteilung mit 12 Betten) sowie einer ambulanten Betreuung durch qualifiziertes Pflegepersonal. Er erlaubt es auch, Assistenzärzte auszubilden und dank des reichen Krankengutes in einem gewissen Rahmen (Tab. 2) medizinisch-wissenschaftlich zu arbeiten.

TABELLE 2
AUSGEWÄHLTE PUBLIKATIONEN AUS DER DERMATOLOGISCHEN ABTEILUNG BELLINZONA

1. Tenchio F.: Experimental production of cutaneous neoplastic proliferation by scarification and estrogen application in a case of multiple basal cell carcinoma of the trunk. Dermatologica 1956; 112: 492-496.

2. Gilliet F.: Untersuchung über die Wechselwirkung zwischen Antibiotikadosierung und Therapiedauer anhand der Behandlung der akuten Gonorrhoe mit Bactrim. Schweiz. Med. Wschr. 1974; 104: 197-203.

3. Gilliet F.: Die Therapie von Ulcera crucis mit wiederholter Applikation von Epigard. DIA (der informierte Arzt) 1976; 6: 39-41.

4. Gilliet F.: Die ambulante Phlebektomie. Schweiz. Rundschau Med. (Praxis) 1980; 69: 1397-1409.

5. Carrozza P., Gabutti L., Gilliet F., Marone C.: Heparin-induced systemic inflammatory response sindrome with progressive skin necrosis in haemodialysis. Nephrol. Dial. Transplant 1997; 12: 2424-2427.

6. Roggero E., Zucca E., Mainetti C., Bertoni F., Valsangiacomo C., Pedrinis E., Borish B., Piffaretti J.C., Cavalli F., Isaacson P.G.: Eradication of Borrelia bugdorferi infection in primary marginal B-cell lymphoma of the skin. Hum. Pathol. 2000; 31:263-268.

DERMATOLOGISCHE ABTEILUNG DES KANTONSSPITALS LUZERN

CHRISTOPH U. BRAND

Das erste Spital in Luzern wurde 1286 von den Benediktinern gegründet; es befand sich am Standort des Westflügels des Ritterschen Palais, des heutigen Regierungsgebäudes. 1652 wurde dann dank einer grosszügigen Schenkung des Schultheissen Heinrich von Fleckenstein vom Bürgerrat der Grundstein für einen Neubau im Obergrund gelegt und dieses neue, grosse Stadtspital «zum heiligen Geist» wurde 1660 vollendet. Als mit der Annahme des Armengesetzes 1899 Luzern die Verpflichtung übernahm, alle Armen ins Spital aufzunehmen, konnte das alte Spital den Bedürfnissen nicht mehr genügen. So kam es unter der Leitung von Dr. Schmid, damaliger Chefarzt der Medizin, zum Neubau des Kantonsspitals. Dieses wurde 1902 bezogen.

Die Gründung der Hautklinik erfolgte im Jahre 1936. Der erste Chefarzt war Dr. Eduard Frei. Ihm folgten Dr. Max Winkler, der mit der Beschreibung der Chondrodermatitis nodularis helicis bleibend in die Literatur eingegangen ist, dann Dr. Karl Baumann sowie Dr. Josef Kaufmann. Neben ihrer Tätigkeit als Chefärzte der dermatologischen Klinik führten sie eine selbständige Praxis in der Stadt Luzern.

Nach dem Rücktritt von Dr. Josef Kaufmann im Jahre 2000 wurde beschlossen, die dermatologische Versorgung am Kantonsspital durch eine Vollzeitstelle zu gewährleisten. Hierbei wurde die fachlich unabhängige dermatologische Abteilung administrativ an die Medizinische Klinik des Kantonsspitals Luzern angegliedert. Gewählt für diese Aufgabe wurde PD Dr. med. C. U. Brand, welcher seine Stelle im Februar 2001 antrat. Nach Abschluss seines Medizinstudiums 1985 in Bern, Tätigkeit als Assistenzarzt in Chirurgie, Innerer Medizin und Anästhesie, begann er an der Dermatologischen Universitätsklinik des Inselspitals Bern seine Weiterbildung zum Facharzt für Dermatologie. 1994 erhielt er ein dreijähriges Score B-Stipendium des Schweizerischen Nationalfonds. Von 1997-2001 arbeitete er an der Berner Klinik als Oberarzt. 1998 wurde er Privatdozent. Wissenschaftlich befasste er sich vor allem mit der Untersuchung spezifisch aus der Haut stammender Lymphe und der Melanomvakzination.

Unter C. U. Brands Leitung wurde die dermatologische Abteilung modernisiert. Im stationären Bereich wurden neu Privatzimmer für die Betreuung dermatologischer Patienten gebaut und es entstand ein Ambulatorium mit Lichttherapie, Kleinchirurgie, Laser-Therapie und ein Labor für Allergietestungen. Die Bettenbelegung kann dank der Angliederung an die Medizinische Klinik den jeweiligen Bedürfnissen angepasst werden; mit saisonalen Schwankungen sind meist zwischen 2 bis 13 Patienten hospitalisiert. Zur Betreuung der stationären Patienten stehen dem Amtsinhaber ein Assistent sowie ein Oberarzt der Medizinischen Klinik zur Verfügung. Ambulant werden, im Rahmen einer reinen Zuweisungssprechstunde, zirka 5 000 Konsultationen pro Jahr abgehalten.

Nebst der klinischen Tätigkeit besteht ein Lehrauftrag für die am Kantonsspital Luzern tätigen Studenten aus Bern, Zürich und Basel sowie eine Ausbildungsfunktion für die Assistenzärzte des Kantonsspital. Nachdem im Rahmen des Stellenwechsels die vor allem immunologisch orientierten Forschungsprojekte in Rücksprache mit dem Nationalfonds und der Krebsliga abgebrochen wurden, konzentriert sich die jetzige Forschungstätigkeit vor allem auf praktische dermatologische Aspekte. In diesem Sinne wird zur Zeit in Zusammenarbeit mit einem privaten Investor an der Entwicklung eines Systems zur kutanen Tumorerkennung gearbeitet.

ABTEILUNG FÜR DERMATOLOGIE AM KANTONSSPITAL AARAU

PETER ITIN, DIETER CONEN

Bereits 1987 gelangte eine Botschaft betreffend die 3. Bauetappe an die Regierung, in der eine Dermatologische Abteilung am Kantonsspital Aarau vorgesehen war. 1991 wurde ein Budgetantrag von Prof. Dieter Conen, Chefarzt der Inneren Medizin am Kantonsspital Aarau (KSA) und Spitalleitungspräsident des KSA eingereicht und die Konzeption «Dermatologie» am KSA vorgestellt, ohne dass entsprechende Mittel gesprochen wurden. Im Juli 1996 erfolgte dann der konkrete Antrag an die Regierung mit der damals amtierenden Sanitätsdirektorin Frau PD Dr. S. Mörikofer. Im gleichen Monat erfolgte die Zustimmung der Finanzverwaltung. Statistische Untersuchungen ergaben, dass Spitalpatienten mit dermatologischen Problemen meist in ein ausserkantonales Spitalzentrum in Zürich, Bern oder Basel eingewiesen werden mussten. Die langen Zufahrtswege und die hohen Kostenfolgen von rund 1,2 Millionen Franken pro Jahr haben das Kantonsparlament und die Regierung bewogen, der Schaffung einer Abteilung für Dermatologie zuzustimmen. Mit diesem Beschluss hoffte der Regierungsrat, pro Jahr rund 700 000 Franken sparen zu können. Daraufhin erfolgten mehrere Gespräche mit dem Chefarzt der Dermatologischen Universitätsklinik Basel, Prof. Dr. Theo Rufli, und Vertretern des KSA. Die spezialisierte und kleine Abteilung mit hohen Anforderungen an Qualität und Leistungsbereitschaft sollte durch eine enge Kooperation mit der Dermatologischen Universitätsklinik Basel auf eine zukunftssichere Basis gestellt werden. Die Abteilung für Dermatologie am KSA wurde administrativ ins Departement Innere Medizin integriert. Sie sollte selbstständig sein und blieb denn auch bis heute unabhängig.

Im Dezember 1997 erfolgte die Eröffnung der Abteilung. Damals bestand das Team aus einem Leitenden Arzt, der 50% in Aarau und 50% an der Dermatologischen Universitätsklinik Basel tätig war. Zusätzlich wurde eine Sekretärin in einer 50%-Anstellung zur Verfügung gestellt und auch eine Pflegefachfrau fürs Ambulatorium (50%) bewilligt. Die stationären Patienten werden innerhalb der Inneren Medizin platziert, internistische Probleme werden durch den internistischen Oberarzt betreut; der Dermatologe macht die tägliche Visite seiner Patienten und überwacht die dermatologische Therapie. Die steigende Zahl allergologischer Zuweisungen machte es notwendig einen Allergologen einzustellen, der etwa 30% seiner Tätigkeit der Abklärung und Therapie allergologischer Fragestellungen widmet. Wegen der zunehmenden Nachfrage wurde die kontinuierliche Vergrösserung des Teams unumgänglich (s. unten). Dass eine Abteilung für Dermatologie am KSA ein Bedürfnis darstellt, zeigen die Zahlen der Tabelle 1.

TABELLE 1
STATISTIK ZUR ABTEILUNG FÜR DERMATOLOGIE AM KANTONSSPITAL AARAU:

Abteilungsleiter

Prof. Dr. Peter Itin: 100%, wobei 50% der Tätigkeit an der Dermatologischen Universitätsklinik in Basel.

Personal (bewilligte Stellen):
Oberärztin/Oberarzt   180%
Dipl. Pflegefachfrauen   200% (davon 70% Stationsleitung)
Med. Praxisassistentin/ Sekretärin   110%

	2002	2001	2000	1999	1998
Patienten:	4253	3881	2877	2357	1642
Konsultationen:	8167	8028	6202	4394	3247
Konsilien:	672	896	740	729	594
Zuweisungen:	2323	1924	1274	682	498
Biopsien/Exzisionen	816	770	687		511
Histologien:	816	770	687		511
Epikutantestungen:	157	118	131	126	76
Atopiescreen:	363	480	370	244	83
UV-B/PUVA-Sitzungen:	4120	3500	2739	1869	84

Wissenschaftliche Schwerpunkte der Abteilung sind Genodermatosen, Innere Medizin und Dermatologie, HIV-Dermatologie und Epidemiologien, was sich auch aus den publizierten Arbeiten ergibt.

Publikationen aus der Dermatologischen Abteilung des Kantonsspitals Aarau

Antic M, Conen D.: Itin PH. Teaching effects of Dermatological Consultations on nondermatologists in the field of Internal Medicine. A study of 1290 inpatients. Dermatology 2004; 208: 32-7.

Itin P.H., Moschopulos M., Richard G.: Reticular erythrokeratoderma: a new disorder of cornification. Am J Med Genet. 2003; 15; 120A: 237-40.

Wenk C., Itin P.H.: Epidemiology of Pediatric Dermatology and Allergology in the region of Aarau, Switzerland. Pediatric Dermatol. 2003; 20: 482-487.

Itin P.H., Happle R.: Darier disease with paired segmental manifestation of either excessive or absent involvement: a further step in the concept of twin spotting. Dermatology 2002; 205: 344-347.

Sprecher E., Itin P., Whittock N.V., McGrath J.A., Meyer R., DiGiovanna J.J., Bale S.J., Uitto J., Richard G.: Refined mapping of Naegeli-Franceschetti- Jadassohn syndrome to a 6 cM interval on chromosome 17q11.2-q21 and investigation of candidate genes. J Invest Dermatol 2002; 119: 692-698.

Heizmann M., Itin P., Wernli M., Borradori L., Bargetzi M.J.: Successful treatment of paraneoplastic pemphigus in follicular NHL with rituximab: report of a case and review of treatment for paraneoplastic pemphigus in NHL and CLL. Am J Hematol. 2001; 66: 142-144.

Schaub N.A., Drewe J., Sponagel L., Gilli L., Courvoisier S., Gyr N., Rufli T., Battegay M., Itin P.: Is there a relation between risk groups or initial CD4 T cell counts and prevalence of seborrheic dermatitis in HIV-infected patients? Dermatology. 1999; 198: 126-129.

Dermatologische Gesellschaften

Associations dermatologiques

La Société suisse de dermatologie et vénéréologie

Schweizerische Gesellschaft für Dermatologie und Venerologie

1. La Société suisse de dermatologie et vénéréologie, telle qu'elle se présente dans ses archives: 1913-1993*

EDGAR FRENK

En mars 1913, les professeurs B. Bloch, Bâle, J. Jadassohn, Berne, H. Dind, Lausanne et H. Oltramare, Genève, ont invité les médecins suisses s'occupant de maladies cutanées et vénériennes à se réunir dans le but de fonder une Société suisse de dermatologie. La création d'une société nationale était devenue nécessaire pour pouvoir participer au projet de constitution d'une association internationale mise en route lors du 7e Congrès international de dermatologie de Rome en 1912.

Avec un certain retard, les Suisses suivaient ainsi ce qui s'était déjà fait à la fin du siècle passé dans les pays voisins. En 1885 fut fondée la Société italienne de dermatologie et de syphiligraphie (Società italiana di dermatologia et syphiligrafia), sa première réunion scientifique n'a cependant eu lieu qu'en 1894. La Société allemande de dermatologie (Deutsche dermatologische Gesellschaft) fut créée en 1888, la française (Société française de dermatologie et de syphiligraphie) en 1889 et la viennoise (Wiener dermatologische Gesellschaft) en 1890. La Société viennoise devint société autrichienne en 1934. La fondation de ces sociétés témoigne de la reconnaissance de la dermatologie et de la vénéréologie en tant que spécialité médicale. Cette évolution a certainement bénéficié de deux découvertes marquantes de ce début de siècle. En 1903, N.R. Finssen a obtenu le Prix Nobel de médecine pour la découverte de la valeur curative des rayons ultraviolets dans la tuberculose cutanée et en 1910, P. Ehrlich et S. Hata ont rapporté les premiers résultats obtenus avec du Salvarsan dans le traitement de la syphilis.

---

*Article publié dans les *Dermatologica Helvetica* 7/1993 à l'occasion de la 75e Réunion annuelle de la SSDV. Les tableaux 2-7 de cet article ont été mis à jour et se trouvent dans le 3e chapitre consacré à la SSDV, voir pages 193-197.

Les débuts

La première réunion des dermatologues suisses a eu lieu dans les locaux de la Clinique dermatologique de l'Hôpital cantonal de Genève le 24 avril 1913 (fig. 1, p. 174), où fut fondée la Société suisse de dermatologie et de syphiligraphie (Schweizerische Gesellschaft für Dermatologie und Syphilidologie). Cette réunion a été organisée par le professeur Oltramare qui fut nommé président de la Société nouvellement créée. Y ont participé Messieurs Jadassohn, Dind, Bloch, Antonietti, Lassueur, Narbel, Winkler, Gut, Tièche, Merian, Lennhoff, Dössekker, Helg et Du Bois (fig. 2, p. 175). Les premiers statuts ont été adoptés à l'unanimité (p. 167-168); la cotisation annuelle a été fixée à 10 francs. La partie scientifique a été consacrée au traitement de la syphilis par le Salvarsan, rapport confié au professeur Oltramare. Dans le procès-verbal, écrit à la main par le docteur Du Bois (fig.s 3, 4, p. 176), on peut lire: *«Le professeur Oltramare expose la méthode qu'il a instituée dans son Service hospitalier et les résultats obtenus. L'eau employée pour faire les solutions est fournie par la pharmacie de l'hôpital, les appareils à injection sont toujours les mêmes depuis le début sans qu'il n'en résulte aucun inconvénient... En résumé, la salvarsanothérapie, qui en est encore à la période de tâtonnements, doit être appliquée dans tous les cas de chancre syphilitique, puisqu'avec elle l'abortion semble pouvoir être réalisée sans danger pour le malade. A la période secondaire, il faut être plus prudent et étudier la réaction du malade à chaque injection en élevant les doses de la médication, si elle est bien supportée. Dans les cas où le système nerveux semble avoir été touché d'emblée par l'infection, il est de toute nécessité de ne pas suspendre l'emploi du médicament avant d'avoir obtenu une réaction de Wasserman négative dans le liquide céphalo-rachidien comme dans le sang. L'insuffisance du traitement semble favoriser les neuro-récidives.»* Dans la discussion, le professeur Dind dit être partisan de l'emploi unique du Salvarsan, *«il faut en faire le plus possible et le plus longtemps possible»*. Le professeur Jadassohn indique qu'il publiera prochainement ses propres résultats et dit combiner en général le mercure avec le Salvarsan. *«Le Salvarsan à faible dose prédispose évidemment aux neuro-récidives.»* Le professeur Bloch déclare préférer le traitement mixte et dit avoir eu avec le Salvarsan seul des rechutes souvent très rebelles. Le rapport principal fut complété par des démonstrations de moulages et de préparations.

«Un joyeux banquet offert par le Conseil d'Etat du canton de Genève et présidé par M. Rosier, président, a terminé cette première réunion de la Société suisse de dermatologie.»

Statuts de la Société suisse de dermatologie et de syphiligraphie (adoptés à Genève le 24 avril 1913)

§ 1. La Société suisse de dermatologie et de syphiligraphie a pour but le développement de la dermatologie et de la syphiligraphie en Suisse au point de vue scientifique et pratique, et l'établissement de relations personnelles et amicales entre ses membres.

§ 2. Peuvent devenir membres de la Société tous les médecins établis en Suisse et s'intéressant spécialement à la dermatologie et à la syphiligraphie ainsi que les médecins-assistants d'une clinique dermatologique universitaire suisse.

§ 3. L'admission a lieu sur demande écrite appuyée par un membre de la Société et sur préavis du comité, dans une des séances administratives. Le candidat doit réunir la majorité absolue des voix des membres présents.

§ 4. Le comité se compose d'un président, d'un vice-président et d'un secrétaire-caissier. Il est élu au scrutin secret, à la majorité des voix des membres présents à l'assemblée, pour une période annuelle. Le Président n'est pas immédiatement rééligible.

§ 5. La Société de dermatologie et de syphiligraphie tient annuellement au moins une assemblée ordinaire; d'autres séances peuvent être tenues sur décision du comité ou sur la demande de la moitié des membres. Les convocations à l'assemblée ordinaire se font par circulaire du comité, par une publication dans la *Korrespondenzblatt für Schweizer Arzte*, dans la *Revue médicale de la Suisse Romande* et la *Revue Suisse de Médecine*.

§ 6. L'assemblée ordinaire comprend:

1. Une séance administrative, dans laquelle sont présentés le rapport du comité sur l'année écoulée et les comptes du caissier; on y procède aux votations.

2. Une séance scientifique pour la présentation de travaux et pour des démonstrations.

Les travaux scientifiques doivent être annoncés au président quinze jours avant l'assemblée. Le président, d'accord avec les membres du

> comité, fixe les tractanda et dirige les délibérations. La publication des débats se fait par l'entremise du secrétaire-caissier dans les journaux scientifiques.
>
> § 7. Tout médecin peut, sur présentation d'un des membres, assister aux séances scientifiques après acceptation du président. Celui-ci peut même l'autoriser à communiquer un travail ou à faire des démonstrations.
>
> § 8. La cotisation des membres est fixée annuellement.
>
> § 9. Seront considérés comme ne faisant plus partie de la société les membres qui auront:
>
>> 1. envoyé leur démission au comité;
>>
>> 2. négligé d'acquitter leur cotisation annuelle après deux rappels du caissier;
>>
>> 3. été exclus de la Société sur préavis du comité accepté par les 2/3 des membres présents à la séance administrative.
>
> § 10. La révision des statuts peut être décidée par la majorité dans une séance administrative sur préavis du comité sur demande faite par un membre quinze jours avant l'assemblée et figurant à l'ordre du jour de celle-ci.
>
> § 11. La dissolution de la Société ne peut être prononcée dans une séance administrative que par les 3/4 des membres présents et après avoir été portée à l'ordre du jour. La fortune éventuelle de la Société sera alors versée à la Caisse de secours pour médecins suisses.

La deuxième réunion s'est déroulée à Berne, le 23 juillet 1914, sous la présidence du professeur J. Jadassohn. Dans les procès-verbaux, on trouve mention de démonstrations de patients de la clinique et de l'extérieur ainsi que de démonstrations par des planches murales. Le Dr Winkler y a décrit une affection singulière de l'oreille externe: *«Il s'agit d'un petit nodule dur siégeant sur le bord extérieur de l'hélix. Il y en a eu huit cas. En général, la lésion est ulcérée dans le centre avec une croûtelle. La pression est douloureuse, la marche de l'affection est chronique, son histologie n'éclaire pas son étiologie, elle n'existe pas chez les femmes. Il faut la* *désigner sous le nom de chondrodermatitis nodularis helicis. L'excision est la thérapie de choix.»* La séance scientifique a été si riche que les procès-verbaux du Dr Du Bois remplissent déjà plus de douze pages.

Après l'interruption des réunions à cause de la Première Guerre mondiale, une séance extraordinaire de la Société suisse de dermatologie et de syphiligraphie a été organisée le 23 juillet 1917 en l'honneur du professeur Jadassohn qui se préparait à quitter la Suisse pour prendre la chaire de dermatologie de Breslau. Dans cette même séance, la Société a décidé de modifier son nom, elle est ainsi devenue la Société suisse de dermatologie et vénéréologie (Schweizerische Gesellschaft für Dermatologie und Venereologie). La partie scientifique, qui comprenait vingt et une présentations de cas cliniques et dix communications, donne un bon aperçu des préoccupations des membres de la Société dans la deuxième décennie de ce siècle.

Selon les procès-verbaux, les cas cliniques ont été les suivants:

Dr Naegeli, Berne:
- *Exanthème lichenoïde avec éosinophilie sanguine*

Dr Amstad, Berne:
- *Naevus ichtyosiforme systématique*

- *Hyperpigmentation systématique*

professeur Jadassohn, Berne:
- *Lymphosarcome*

- *Tumeurs xanthomateuses*

- *Erythrodermie ichthyosiforme*

- *Rides obliques du front et du haut de la tête*

- *Langue noire pileuse*

- *Combinaison de sclérodermie diffuse et en plaques*

- *Syphilis héréditaire*

- *Vitiligo, prurit, leukokératose et dermatite de la vulve et de l'anus chez une jeune fille de 22 ans*

- *Verrues planes juvéniles traitées avec Hydrargyrum iodatum flavum et Thorium X*

- *Lèpre mutilante chez un soldat de la légion étrangère au Tonkin*

- *Lichen scrofulosorum*

- *Tuberculides papulo-nécrotiques*

professeur Bloch, Zurich:

- *Xanthomes après exanthème varicelleux*

- *Lichen ruber plan bulleux*

- *Dystrophie polyglandulaire avec sclérodermie*

- *Télangiectasies idiopathiques multiples*

professeur Lewandowski, Bâle:

- *Tuberculide ressemblant à la rosacée du visage*

- *Métastases à la peau d'un cancer de l'estomac*

Les communications traitaient les sujets suivants:

- *Bon résultat dans un cas de malaria traité par le Néosalvarsan (Antonietti, Lugano)*

- *Etude de la formation du pigment chez l'homme (Bloch, Zurich)*

- *Un cas de blastomycose de la peau (Dössecker, Berne)*[*]

- *Quelques localisations rares de teignes de la peau glabre (Du Bois, Genève)*[*]

- *Ulcération bromique solitaire (Gut, Zurich)*[*]

- *Exanthème salvarsanique (Nägeli, Berne)**
- *Au sujet des pâtes protectrices en radiologie (Miescher, Zurich)**
- *La radiothérapie des maladies des ongles (Merian, Zurich)**
- *Particularité de la réaction de Wassermann chez un syphilitique tertiaire non traité (Winkler, Lucerne)**.
- *A propos des rapports entre la sarcoïdose, le lupus pernio, le lupus miliaire et l'acnitis (Jadassohn, Berne).*

* Publiés dans la *Korrespondenzblatt für Schweizer Ärzte* du 29 septembre et du 10 novembre 1917.

«*Après cette copieuse séance, un banquet avait réuni encore une fois les membres de la Société dermatologique autour de leur regretté collègue Monsieur le professeur Jadassohn auquel ils offrirent un souvenir d'argenterie, et de nombreux discours lui exprimèrent encore tous les regrets que son départ cause à la Société et la reconnaissance qu'elle lui doit.*»

Activité scientifique

Après l'interruption due à la Première Guerre mondiale, la 3e réunion annuelle a eu lieu les 16 et 17 juillet 1919 à Lausanne sous la présidence du professeur Dind. Le professeur J. Jadassohn y a été nommé membre d'honneur de la Société. Le compte rendu de la séance scientifique ne fut pas seulement écrit à la main dans le modeste mais vénérable livre à couverture cartonnée acquis pour la première réunion à Genève en 1913 (fig. 2, p. 175), mais publié dans la *Schweizerische Medizinische Wochenschrift*, qui remplaçait depuis 1920 le *Korrespondenzblatt für Schweizer Ärzte*. Leur publication dans ce journal a été poursuivie pendant plus de vingt ans, bien que, de temps en temps, on trouve dans les procès-verbaux de la Société des plaintes sur les délais trop longs et le coût jugé trop élevé. En 1940, le professeur Ramel propose de faire paraître les comptes rendus dans Dermatologica: «*Ausserdem würde dadurch der Zeitschrift eine wertvolle Unterstützung des Ziels das Sie verfolgt zu Teil, nämlich der Veröffentlichung wissenschaftlicher Arbeiten ausserhalb jedes politischen Einflusses zu ermöglichen, was schliesslich doch für die Schweizer Kliniken von Bedeutung sei*». Cette proposition soutenue par le professeur Lutz, rédacteur des *Dermatologica*, n'a pas suscité d'emblée l'accord de la

Société. En particulier, le professeur Miescher s'est déclaré très réservé, ne croyant pas à l'avenir de ce journal, il ne souhaitait pas rompre les relations avec la *Schweizerische Medizinische Wochenschrift*. Après discussion, la Société a décidé en bon compromis helvétique de publier à titre d'essai les communications et démonstrations dans *Dermatologica*, tout en maintenant les résumés dans la *Schweizerische Medizinische Wochenschrift*.

En 1945, *Dermatologica* devient l'organe officiel de la Société suisse de dermatologie et vénéréologie et en 1959, la Société décide avec vingt-trois oui, deux non et une abstention de rendre l'abonnement obligatoire. Depuis 1989, l'édition internationale de *Dermatologica*, devenue *Dermatology* en 1992, a été complétée par *Dermatologica Helvetica*, annexe destinée aux dermatologues suisses. Cette annexe a été conçue comme une aide pour la formation continue des membres de la Société. Elle comprend les résumés en allemand et en français des articles parus dans l'édition internationale, des résumés d'articles importants de la littérature médicale générale, de cas cliniques, de réponses à des questions posées par des praticiens, ainsi que des nouvelles de la Société et des cliniques suisses.

Depuis 1919, les réunions annuelles ont pu être organisées d'une façon régulière à l'exception d'une nouvelle interruption lors de l'éclatement de la Deuxième Guerre mondiale (tabl. 1, p. 193). Le plus souvent, elles ont été organisées alternativement par les cinq cliniques universitaires. Elles comportaient une séance administrative et une séance scientifique comprenant des rapports principaux sur des sujets d'actualité, des communications libres, des démonstrations cliniques et, depuis 1970, un séminaire d'histopathologie cutanée.

En 1945, la Société a décidé de compléter les réunions annuelles d'automne par des colloques de printemps, pour la première fois le 7 mars 1946 à Zurich. Depuis lors, ces derniers sont devenus une manifestation régulière; ils sont le plus souvent organisés par des dermatologues travaillant hors des villes universitaires avec un programme social plus généreux que celui des réunions annuelles d'automne (tabl. 2, p. 194). Ils ont ainsi permis aux dermatologues suisses, de plus en plus nombreux, de mieux se connaître et avoir tout le temps pour discuter de problèmes quotidiens survenant dans leur pratique médicale. Depuis 1971, les colloques de printemps alternent avec des cours de perfectionnement (tabl. 2, p. 194) en général d'une journée. Occasionnellement, il y a eu des cours plus étoffés durant plusieurs jours, en 1975 à Lausanne sur la photobiologie et la photothérapie, en 1990 à Leysin sur la dermato-chirurgie et sur l'angiologie dermatologique.

Le comité

Selon les statuts de 1913, le comité était composé d'un président, d'un vice-président et d'un secrétaire-caissier (tabl. 3, 4, pp. 195-196). Il était élu pour une période annuelle, le président n'étant pas immédiatement rééligible. En 1932, la Société a décidé de prolonger le mandat du comité à trois ans et de désigner, pour les congrès annuels, un président local domicilié au lieu de la réunion. Si on parcourt les procès-verbaux, il apparaît que la tâche principale du comité consistait en l'organisation des réunions annuelles et il n'y a pas de témoignage écrit d'autres activités.

En 1940, le professeur Ramel, président de la Société, propose à l'assemblée générale d'adjoindre au président un comité exécutif. Du procès-verbal résumant les motifs de cette proposition, on peut déduire que, jusqu'à cette période, le président réglait les affaires courantes de la Société seule, de main de maître, et cela sans mission bien définie dans les statuts. Le secrétaire écrivait les procès-verbaux et tenait la caisse, le vice-président ne semble avoir eu qu'un rôle de remplaçant du président. Si le président estimait qu'une question soulevée n'était pas de sa compétence, il avait l'habitude de choisir quelques membres pour demander soit leur avis soit leur aval à sa réponse. La création d'un comité élargi ayant obtenu l'accord de l'assemblée générale, le professeur Ramel fut chargé de rédiger la version définitive du changement des statuts. Cette modification fut finalement élaborée par le professeur Lutz, devenu président à la suite du décès du Prof. Ramel, et adoptée à la réunion annuelle de 1942 à Lucerne:
«Dem Vorstand wird ein engerer Ausschuss beigegeben, damit diesem allfällige während des Jahres an die Gesellschaft gelangende dringende Fragen, über die der Vorstand nicht aus eigenem Ermessen befinden möchte, zur Beratung und Entscheidung vorgelegt werden können. Die getroffenen Beschlüsse sind an der folgenden Tagung den Mitgliedern bekannt zu geben und durch sie zu bestätigen. Der engere Ausschuss besteht aus 9 Mitgliedern, nämlich den 5 Vorstehern der Universitätskliniken und aus 4 Praktikern.»

Le premier comité élargi comprenait les quatre praticiens suivants: les Dr Winkler de Lucerne, Jaeger de Zurich, Stauffer d'Aarau et Steinmetz de Genève. De l'activité de ce nouveau comité élargi on ne trouve pas de traces écrites dans les archives jusqu'en 1966 et les procès-verbaux écrits n'existent que depuis 1977. La composition du comité de cinq chefs de service universitaire et de quatre praticiens n'a plus été changée jusqu'à l'adoption des statuts révisés en 1987. Un premier projet de révision, soumis à l'assemblée générale en 1984, qui a maintenu la même composition

Invitation à la première Assemblée

de la

Société Suisse de Dermatologie et de Syphiligraphie

tenue à Genève le 24 Avril 1913.

PROGRAMME:

1° 10 ½ h. Réunion à la Clinique Dermatologique, Hôpital cantonal. Collation.
2° 11 » Création de la Société de Dermatologie et Syphiligraphie Suisse. Discussion et adoption des Statuts.
3° Discussion sur le traitement de la Syphilis par le Salvarsan. (Rapporteur: Mr. le *Prof. Oltramare*).
4° Démonstration de moulages et de préparations.*)
5° 2 » Dîner.

Le Comité provisoire.

Einladung zur ersten Versammlung

der

Schweizerischen Gesellschaft für Dermatologie u. Syphilidologie

Genf den 24. April 1913.

TAGESORDNUNG:

1. 10 ½ Uhr Versammlung in der dermatologischen Klinik des Kantonsspitals.
2. 11 » Konstituierung der schweizerischen Gesellschaft für Dermatologie und Syphilidologie. Beratung der Statuten.
3. Diskussion über die Behandlung der Syphilis mit Salvarsan. (Referent: *Prof. Oltramare*).
4. Demonstration von Moulagen und Präparaten.*)
5. 2 » Gemeinsames Mittagessen.

Das provisorische Komitee.

Fig. 1. Reproduction de l'invitation à la première assemblée de la Société suisse de dermatologie et de syphiligraphie.

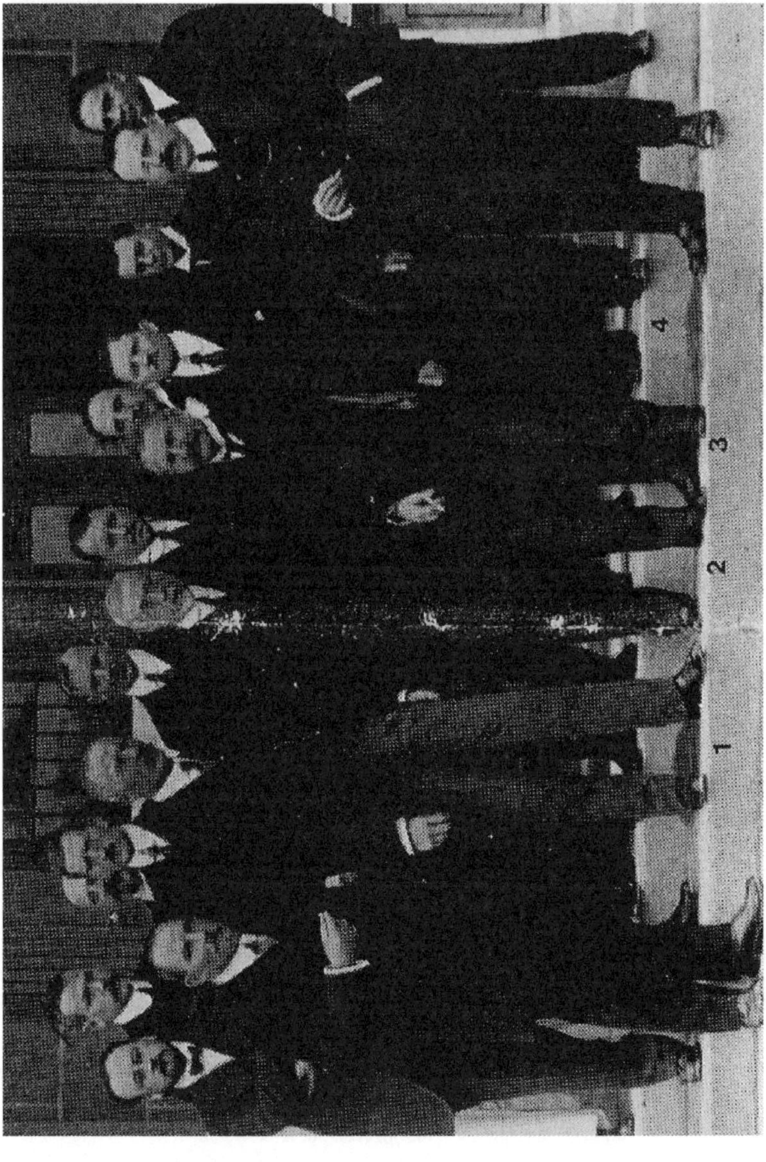

LA SOCIÉTÉ SUISSE DE DERMATOLOGIE ET VÉNÉRÉOLOGIE

Fig. 2. Participants de la première réunion à Genève, le 24 avril 1913: au premier rang: Tièche, Narbel, Dind (1), Oltramare (2), Jadassohn (3), Helg; au deuxième/troisième rang: Du Bois, Dösseker, Lassueur, Winkler, Antonietti, Guth, Bloch (4), Lennhof, Merian.

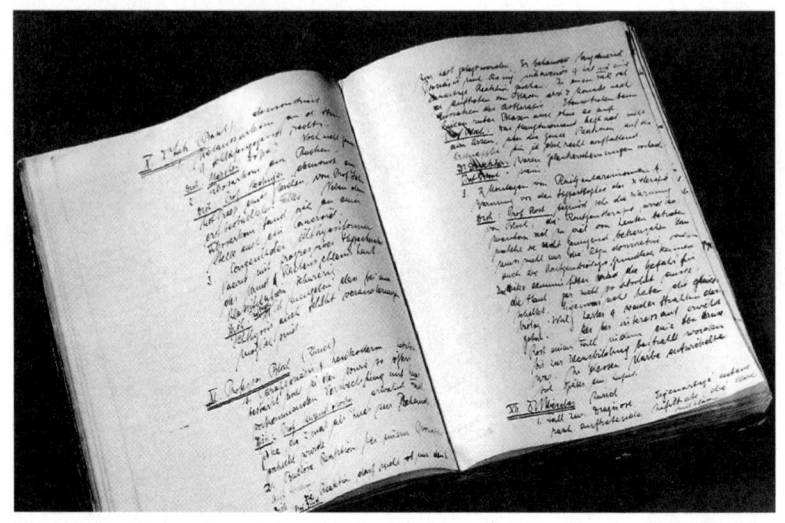

Fig. 3. Livre des procès-verbaux de la Société suisse de dermatologie et de syphiligraphie (deVénéréologie) de 1913 à 1946.

Fig. 4. Procès-verbal de la première réunion, écrit par le D^r Du Bois.

du comité, fut rejeté avec quatorze contre trente voix. Un deuxième projet fut préparé par une commission ad hoc et adopté à l'unanimité lors de l'assemblée générale du 25 septembre 1987 à Genève. Le comité est dès lors composé des cinq chefs de service universitaire et de huit dermatologues exerçant dans un cabinet privé dont un est responsable d'un service dermatologique non universitaire. Il fut également précisé que le comité est habilité à régler lui-même les affaires qui ne sont pas explicitement réservées à l'assemblée générale. Le président, en cas d'empêchement le secrétaire, et un membre du comité engagent la Société par leur signature collective.

Les membres

Les statuts de 1913 ne connaissent qu'une seule catégorie de membres. Ces statuts ne furent cependant pas suivis à la lettre, la Société désirant assez vite distinguer certains de ses membres en les nommant membres d'honneur (tabl. 5, p. 197). L'introduction du titre FMH en 1932 a nécessité la création de deux catégories de membres: les membres ordinaires, porteurs du titre FMH, et les membres extraordinaires. Aujourd'hui, la Société comprend des membres d'honneur, ordinaires, extraordinaires, correspondants et émérites, tous clairement définis dans les statuts adoptés en 1987.

Les quinze membres fondateurs ont été rapidement rejoints par d'autres médecins s'intéressant à la dermatologie et vénéréologie et dix ans plus tard la Société comptait soixante-trois membres. En 1916, fut admise la première femme, le Dr E. Dübendorfer de Zurich. L'évolution du nombre des membres est illustrée dans le tableau 6, p. 197. Les procès-verbaux ne mentionnant pas chaque année des comptes précis, nous devons nous contenter de quelques chiffres répartis irrégulièrement dans le temps.

La Société face à des questions économiques et corporatives

Très rapidement, la Société a aussi été confrontée à des questions économiques et corporatives bien que ce but ne figure pas dans les premiers statuts. Un problème de tarification a été débattu pour la première fois en 1919, à la suite de la demande du Dr Helg de discuter du tarif des injections de Salvarsan. Il a proposé trois prix: 50 fr., 40 fr., et 25 fr. selon la situation sociale du patient. La discussion n'a pas permis d'obtenir un consensus et la question fut remise à une commission...

A partir de 1930, la Société était préoccupée par les problèmes posés par l'introduction du titre de médecin spécialiste FMH et les conditions pour son obtention. Les titres étaient décernés par le comité central de la FMH, mais les sociétés de spécialistes étaient consultées. En 1932, la Société a accepté de changer ses statuts et s'est engagée à n'accepter en qualité de membre ordinaire que des médecins porteurs du titre spécialiste FMH en dermatologie et vénéréologie. Ce titre pouvait être obtenu après un stage de formation de deux ans dans une clinique universitaire suisse de dermatologie et vénéréologie et un stage d'une année dans une autre discipline médicale. Par la suite, la durée de formation en dermatologie et vénéréologie fut prolongée à trois ans en 1937 et à quatre ans en 1951. En 1937, la Société estimait que les dermatologues en formation devaient suivre un cours obligatoire sur la biologie des radiations et leurs applications thérapeutiques. Le cours devait durer une à deux semaines et être donné par des physiciens, radiologues et dermatologues. La Société a ainsi pris très tôt une part active dans la formation de ses futurs membres. Le premier cours fut organisé en 1938 à Zurich.

Après l'introduction du titre FMH en 1932, il y a eu des discussions très animées sur des problèmes tarifaires, et en particulier sur une meilleure rétribution des spécialistes porteurs d'un titre FMH. En 1935, le procès-verbal de la séance administrative du 13 juillet s'étend sur plus de onze pages, dont plus de la moitié est consacrée à des problèmes tarifaires. A la fin de cette discussion, les Dr Winkler et Stauffer soulignent: «*Dass die Zeit Tariffragen aufzurollen jetzt sehr ungünstig sei. Die Volksmentalität ist gegen den Arzt eingestellt.*»

En 1948, la SSDV a décidé la création d'un conseil de discipline, il est composé de cinq membres: le président de la Société, deux représentants de la Suisse alémanique et un représentant de la Suisse italienne et de la Suisse romande. Parmi ces cinq membres, un doit être un professeur, chef de service. A en croire les archives, ce conseil n'a jamais dû intervenir.

A partir de 1987, le comité s'est penché sur l'élaboration d'un programme de formation post-graduée pour l'obtention du titre de spécialiste FMH en dermatologie et vénéréologie. En le publiant dans le *Bulletin des médecins suisses* du 3 janvier 1990, le comité central de la Fédération des médecins suisses l'a mis en vigueur. Ce programme définit les connaissances et les aptitudes nécessaires pour pratiquer l'ensemble de la dermatologie et de la vénéréologie. Le 10 décembre 1992, la Chambre médicale de la Fédération des médecins suisses a approuvé une nouvelle réglementation générale pour la formation post-graduée qui est entrée en vigueur le 1er juillet

1993. Cette réglementation souligne le rôle important des sociétés de spécialistes en leur attribuant des fonctions importantes dans l'élaboration des programmes de formation post-graduée et de leurs révisions ainsi que dans l'organisation et l'exécution des examens de spécialiste. Dans la même séance, la Chambre médicale s'est prononcée en faveur d'une formation continue obligatoire pour les médecins porteurs d'un titre FMH. La Société suisse de dermatologie et vénéréologie se trouve ainsi face à de nouvelles tâches très exigeantes qui demandent la participation active de ses membres et en particulier du comité.

2. Les années 1993-2003 : Dix ans de vie d'une société - Dix ans de mutations dans la continuité

Félix Gueissaz

Introduction

Du 16 au 18 septembre 1993 se déroulait à Lausanne, dans un cadre festif, la 75e réunion annuelle de la Société suisse de dermatologie et vénéréologie (SSDV). Depuis lors la SSDV s'est adaptée aux multiples changements intervenus en raison de la position de la Suisse en Europe et a vécu les mêmes changements que les autres sociétés européennes de dermatologie. En collaborant avec la FMH, la SSDV a pris une part active dans tous les dossiers touchant à la dermatologie, comme la nouvelle systématique des titres de spécialiste, le programme de formation continue et post-graduée et la tarification des actes médicaux pour les assurances sociales

La Société et ses membres

Forte de 293 membres en 1993, la Société a, dix ans plus tard, 385 membres (tabl. 6, p. 197). Une grande partie des médecins ayant le titre de spécialiste en dermatologie et vénéréologie fait partie de la SSDV. Cet esprit de solidarité mérite d'être souligné, puisque l'affiliation est volontaire. Mais il est regrettable que 5% des dermatologues travaillant en Suisse et bénéficiant de toutes les structures mises en place par la SSDV n'en fassent pas partie. A la différence d'autres sociétés nationales de dermatologues (SFD, DDG, AAD), il n'y a pas de dermatologues étrangers membres de notre société.

Six ans après la fondation de la Société en 1913, le professeur Joseph Jadassohn de Berne était nommé premier membre d'honneur. De 1993 à 2003, la Société a honoré et remercié huit de ses membres, en les nommant membres d'honneur (tabl. 5, p. 197). En 1925 le professeur Hugues Oltramare de Genève avait déjà demandé une modification des statuts pour créer la catégorie de membres correspondants étrangers et ce n'est, à ma connaissance, qu'en 1993, que le premier membre correspondant a été nommé en la personne du professeur Edouard Grosshans de Strasbourg. Puis les professeurs Erwin Schoepf de Fribourg-en-Brisgau, Siegfried Borelli de Davos et Munich, Helmut Kerl de Graz, Kosta Mumcuoglu de Jérusalem, Peter Elsner de Jena, Philippe Humbert de Besançon, Leena Bruckner-Tudermann de Fribourg-en-Brisgau et Roland Kaufmann, de Francfort ont été nommés.

La Société et ses statuts

En dix ans, les statuts ont subi plusieurs révisions partielles: en 1995 et en 1996 à la suite de l'entrée en vigueur de la LAMal (1995), en 2001 et en 2002. Les accords bilatéraux entre la Suisse et l'Union européenne, l'augmentation du nombre des commissions permanentes de la SSDV et le souhait d'introduire un nouvel organe donnant la parole aux présidents des groupements régionaux de dermatologues au sein d'un comité élargi, ont entre autres motivé la révision totale des statuts en 2003. Sur fond de crise des vocations que traversent les sociétés corporatives actuellement, l'indemnisation du président ainsi que le dédommagement des membres ayant des activités pour la Société ont été introduits dans les statuts.

La Société et ses organes

De 1993 à 2003, la Société a eu quatre présidents, le Dr Henri Perroud, médecin praticien de Fribourg, de 1993 à 1996; le Dr Jean-Paul Gabbud, médecin praticien de Berne, de 1996 à 1999; le professeur Renato Panizzon, chef du Service de dermatologie de Lausanne, de 1999-2002; puis le Dr Félix Gueissaz, médecin praticien à Neuchâtel, depuis 2002 (tabl. 3, p. 195). En 1996, pour faciliter le fonctionnement de la Société et des affaires courantes, le Bureau du comité a été créé. Ce dernier est composé de trois membres, le président, le secrétaire et un membre du comité. Dès 2003 il compte quatre membres, le président, le vice-président, un représentant des cliniques universitaires et un membre du comité.

Lors de la révision totale des statuts en 2003, le nombre de membres du comité est passé de treize à seize personnes. Il se compose des cinq directeurs des cliniques universitaires de dermatologie, de huit médecins praticiens et de deux chefs de services non universitaire de dermatologie et du «président élu». Il semblait en effet juste de donner une place plus importante aux services des hôpitaux non universitaires, étant donné qu'après les services de Zurich-Ville, de Lucerne et de Bellinzone, se sont également ouverts des divisions indépendantes à Aarau et à Saint-Gall (voir chapitre: Andere dermatologische Polikliniken und Abteilungen). Afin d'être mieux à l'écoute des membres et de leur avenir professionnel, un Comité élargi a été créé en 2003. Il se compose des membres du comité, du président de la commission de déontologie, des responsables des différents groupes de travail et des présidents des groupements régionaux de dermatologues.

En 2003, la Société compte cinq commissions permanentes:

- la plus ancienne, la «Commission pour la formation post-graduée et continue»,

- la Commission GRAT devenue la «Commission des intérêts professionnels»,

- la «Commission des examens professionnels» créée en 1994, dont le premier président a été le professeur Renato Panizzon, cheville ouvrière du règlement des examens de spécialistes,

- la «Commission de contrôle de qualité» constituée en 1997,

- la «Commission des médias» constituée en 1998, chargée de la réalisation de la Homepage de la SSDV, dont la première action a été de lancer le concours pour un logo de la Société (ce concours a été gagné en 1998 par M. Thierry Gognat de la Chaux-de-Fonds).

Le 7 février 2002, lors d'une assemblée générale extraordinaire à Berne, la Société a décidé de professionnaliser son fonctionnement en mettant sur pied un projet pour trois ans de secrétariat général. En 2002 et suite à cette décision, l'ancienne fonction de secrétaire de la SSDV (tabl. 4, p. 196) a été transformée en celle de vice-président.

LA SOCIÉTÉ ET SES GROUPES DE TRAVAIL

Avec la spécialisation en différents domaines de la dermato-vénéréologie, plusieurs «groupes de travail» se sont constitués.

- Le 10 juin 1993 a été officialisé le Groupe de travail de dermatohistopathologie, sous la présidence du Dr Lorenzo Zala de Berne. Ce groupe était en effet déjà très actif depuis de nombreuses années avec, lors des réunions annuelles, le séminaire d'histopathologie.

- En 1995, le Dr Erich Küng de Zurich lança l'idée du Groupe de travail pour les traitements physiques et chirurgicaux en dermatologie qui a été créé en 1998 en tant que Groupe de travail de dermatochirurgie.

- Le 5 janvier 1995, sous l'impulsion des professeurs Brunello Wüthrich de Zurich, Andreas Bircher de Bâle et Conrad Hauser de Genève, le Groupe de travail de dermato-allergologie est né, tout comme le «Swiss Contact Dermatitis Research Group» (SCDRG).

- En 1999, le Dr Ralph M. Trüeb de Zurich a mis sur pied le Groupe de travail pour la trichologie.

- Le Groupe de travail Acné est né sous l'impulsion du Dr Monika Harms, PD, de Genève. Il a élaboré en mai 2000 les «Guidelines» de l'acné pour la Suisse et fondé en 1994 l'Association Acné, dont les buts sont l'information des patients, les réponses aux questions du public et les relations publiques.

- En 1999 le Groupe de travail Andrologie, sous la responsabilité du Dr Christian Sigg de Zurich, a été créé afin d'offrir aux membres de la SSDV un forum d'échange et de formation.

- En 2002, le professeur Daniel Hohl de Lausanne, met sur pied le Groupe de travail pour la dermato-pédiatrie.

- Egalement en 2002, le professeur Renato Panizzon de Lausanne en collaboration avec le Dr Michael Gütling de Winterthur, créent le Groupe de travail pour les infirmières et les assistantes médicales en dermatologie.

En 1994, sous l'impulsion du professeur Günter Burg de Zurich, un groupe de dermatologues intéressés par le mélanome malin s'est formé. Ce groupe collabore de manière intensive avec la Ligue suisse contre le Cancer (LSC) et fait partie de la Commission de spécialistes des cancers cutanés (Fachkommission Hautkrebs) créée dans le cadre du programme national de prévention des cancers (Nationales Krebspräventionsprogramm).

Depuis 1999 la Société a mis sur pied une commission extraordinaire, la Commission pour l'attestation complémentaire en dermato-histopathologie. Elle a pour but de définir avec la Société suisse de pathologie les critères de la formation approfondie en dermato-histopathologie. En effet, les titres de spécialiste étant devenus des titres fédéraux (Eidgenössische Facharzttitel), la FMH autorise l'élaboration de critères pour des Spécialisations FMH (Fachliche Qualifikationen der FMH) sous la dénomination soit de Formation approfondie (Schwerpunkt) soit d'Attestation de formation complémentaire (Fähigkeitsausweis).

LA SOCIÉTÉ ET LES PROGRAMMES DE FORMATION POST-GRADUÉE ET CONTINUE

Au cours de ces dix ans, en raison de l'entrée en vigueur le 1er janvier 1993 d'un nouveau règlement pour la formation post-graduée de la FMH et de l'entrée en vigueur quelques années plus tard de la nouvelle systématique des titres FMH, toutes les sociétés ont dû réviser leur programme de formation post-graduée, les branches obligatoires ont été fixées. En 1998 la reconnaissance de l'assistanat en cabinet pendant six mois a été introduite. Depuis 2003, les titres de médecin spécialiste sont attribués par le Département fédéral de l'intérieur et ne peuvent être obtenus qu'après la réussite de l'examen de spécialiste.

Pendant plusieurs années, ces examens se sont déroulés sans que leur réussite soit nécessaire pour l'obtention du titre. La première session s'est déroulée le 31 octobre 1996 à la Clinique de Bâle. (1997 – Genève; 1998 – Berne; 1999 – Lausanne; 2000 – Zurich; 2001 – Bâle; 2002 – Genève; 2003 – Bâle). En 2001 a été publié le premier catalogue (blueprint) des connaissances pour ces examens.

La nouvelle systématique des titres de spécialiste a eu notamment pour conséquence, la création de deux attestations de formation complémentaire, l'une en phlébologie et l'autre dans les traitements laser.

LA SOCIÉTÉ ET LA FORMATION CONTINUE

L'élaboration d'un programme de formation continue par la SSDV a aussi vu le jour, dans une première version en 1996, puis dans une version révisée en 2003. Ce programme a le mérite d'être simple et de laisser une grande liberté de choix aux dermatologues installés. Le contrôle est effectué par sondage, le premier sondage a eu lieu en 2002. 10% des membres de notre Société ont eu ainsi leur «formation continue 2000-2002» contrôlée.

La pierre angulaire de la formation continue est la réunion annuelle (tabl. 1, p. 193). Elle est organisée à tour de rôle par les cliniques universitaires avec chaque année un thème principal qui accompagne les communications libres et les démonstrations cliniques.

Thèmes étudiés lors des réunions annuelles, 1993-2003.

1993 à Lausanne: La recherche dans les services de dermatologie en Suisse

1994 à Zurich: La dermatologie générale et les zones frontières

1995 à Bâle: La génétique et la dermatologie

1996 à Genève: Le renouveau de la «préparation magistrale»

1997 à Berne: Les troubles de la pigmentation

1998 à Lausanne: La dermatomycologie

1999 à Zurich: Télémédecine et communication en dermatologie

2000 à Bâle: La dermatologie dans la médecine d'aujourd'hui avec un symposium d'allergologie en raison du 50e anniversaire de la Policlinique d'allergologie de l'Hôpital cantonal de Bâle

2001 à Genève: Les traitements topiques

2002 à Berne: La thérapie photodynamique

2003 à Lausanne: La dermato-oncologie

De 1993 à 2000, durant la réunion annuelle, une nouvelle session a trouvé place, le Forum du praticien. Il s'agissait d'une session qui donnait la possibilité aux praticiens de présenter des cas cliniques, des études ou de parler d'expériences pratiques.

Institués en 1947, les Colloques de printemps sont une activité de formation continue complémentaire de la Société (tabl. 2, p. 194). Ils sont en général organisés par des dermatologues praticiens et sont également l'occasion de faire découvrir aux membres, différentes régions de Suisse. Dès 1971 et tous les deux ans, le Colloque de printemps est remplacé par un Cours de perfectionnement d'une journée, le plus souvent organisé par une clinique universitaire.

Les Colloques de printemps de la dernière décennie ont traité les sujets suivants:

1993 à Scuol en Engadine: Photodermatologie

1995 à Fribourg: Le traitement du psoriasis, des mycoses et de l'acné (séances interactives)

1997 à Zurich, Policlinique de la ville, Triemlispital: La pathologie des muqueuses

1999 à Saint-Gall: Parasitoses de la peau

2000 à Locarno: Dermatologie et flore

2002 à Neuchâtel: Nature et artifice, un des thèmes d'«Expo 02», illustré par une conférence magistrale de notre premier membre correspondant, le professeur Edouard Grosshans de Strasbourg, Dermatologie, nature et artifice, et par une visite des artéplages de Bienne, de Neuchâtel et d'Yverdon.

Les cours de perfectionnement se sont déroulés en:

1994 à Berne: Update en immunologie

1996 à Lausanne: La phlébologie dermatologique et chirurgicale

1998 à Bâle: Les effets secondaires médicamenteux en dermatologie. Aspects cliniques, diagnostiques et thérapeutiques

2001 à Lausanne: La dermatologie pédiatrique

2003 à Genève: Les nouveaux traitements du psoriasis

La Société organise aussi des cours de perfectionnement touchant à la formation tant post-graduée que continue. Le plus ancien est le cours des méthodes de traitements physiques en dermatologie, organisé tous les deux ans, en septembre (en 1994, 1996, 1998 puis en 2002 par la Clinique de Zurich et dès 2000 en alternance avec celle de Lausanne). Dès 1999 ont été organisés des cours biannuels de dermato-allergologie, d'abord à Lausanne en 1999, puis à Berne en 2001 et à Bâle en 2003. Egalement depuis novembre 1999 se déroule tous les deux ans, en 1999, 2001 et 2003, un cours de dermatoscopie, organisé par la Clinique de dermatologie de Genève.

C'est en automne 2001 que le professeur Rufli, invité à une formation continue dans un village des Centovalli par la Société tessinoise des dermatologues, a été interpellé au sujet de l'utilisation des nouveaux moyens de communication dans la formation continue. De cette intervention est née, le 13 juin 2002, la première séance DermaNT (NT: net trainer) lors de la 12e réunion conjointe Bâle-Berne à Bâle. Aux quarante auditeurs réunis dans un centre de formation, s'étaient associés par câble les dermatologues tessinois, genevois et grisons. Depuis ce projet s'est développé et c'est le jeudi 18 décembre 2003 qu'a eu lieu le premier Symposium Panhelvétique de Télédermatologie.

LA SOCIÉTÉ ET LE CONTRÔLE DE QUALITÉ

Les guidelines des traitements ont été, au cours de ces dix ans, une préoccupation régulière du comité. Le plurilinguisme helvétique a rendu les discussions sur les guidelines de la SSDV très difficiles. Lors d'une réunion du comité en 2001, il a été décidé que la Société ne rédigerait pas de guidelines, mais utiliserait les guidelines de la DDG (Deutsche Dermatologische Gesellschaft), la Société allemande de dermatologie.

En 1995, un premier contrôle de qualité en cabinet a été effectué en relation avec le traitement par photochimiothérapie orale (PUVA) du psoriasis. Cette étude n'a pas encore été reconduite. Dès 2001 toutefois, grâce au Centre suisse de contrôle de qualité (CSCQ) et à la collaboration du Dr Florence Baudraz-Rosselet de Lausanne, un contrôle annuel de qualité en mycologie a été mis sur pied.

LA SOCIÉTÉ ET LA FOEDERATIO MEDICORUM SCRUTANTIUM (FMS)

La SSDV a été membre pendant plusieurs années de la BeFAG (Beratervereinigung der Fachgesellschaften). Cette commission avait comme but d'assurer une bonne représentation des sociétés exerçant une activité invasive dans les négociations GRAT. Devant l'évolution que prenait l'élaboration de la structure tarifaire, s'est alors créée, le 23 mai 1998 à Berne, la FMS (Foederatio Medicorum Scrutantium: scrutare = fouiller, explorer le corps, examiner, pénétrer, opérer, inciser). Lors de son assemblée générale de 1998, la SSDV a adhéré à la FMS. La cotisation pour 1998 s'élevait déjà à 250 francs. Depuis sa création, la FMS a été un groupe de pression très important dans toute la construction du TarMed. Elle est la structure qui a permis de corriger quelques-unes des grosses erreurs de la nomenclature TarMed.

LA SOCIÉTÉ ET LA DÉFENSE DES INTÉRÊTS PROFESSIONNELS

GRAT (Gesamtrevision Arzttarif), RoKo (rollende Kostenstudie) et TarMed (Tarif médical) font partie du plus grand chantier tarifaire dans le domaine de la santé de ces quinze dernières années. La révision du tarif médical aura été un travail gigantesque, des discussions sans fin et des critiques permanentes.

Toutefois la Société a pu bénéficier de l'engagement hors du commun de quelques dermatologues qui ont fait un travail remarquable de pionnier et que l'on doit remercier ici: le Dr Michaël Gütling, le Dr Henri Perroud et le Dr Jean-Paul Gabbud.

En 1995, le comité de la SSDV a livré au service tarifaire de la FMH, une liste détaillée des prestations médicales et techniques propres à la dermatologie. A cette époque, il était prévu que le TarMed entre en vigueur en 1998. Ce n'est que le 2 février 2000 que la Chambre médicale a accepté le projet TarMed par 140 voix contre 30. Ce projet TarMed a ensuite passé en votation générale, auprès de tous les médecins membres de la FMH en mai 2002. En 2001 les dermatologues ont eu la chance de voir aboutir l'une de leurs revendications dans le cadre de la première correction du TarMed (reengineering I) avec l'introduction d'un statut dermatologique. Par contre, le 1er janvier 2004, le tarif est entré en vigueur sans que les demandes de la SSDV (reengineering II) concernant la dermatohistopathologie, la chirurgie dermatologique, les lasers, n'aient été prises en compte.

La Société et les médias

Bien avant la création de la Commission permanente des médias, la Société a eu son organe écrit: «Dermatologica», qui est devenu en 1992 «Dermatology» avec son supplément «Dermatologica Helvetica». Après un premier essai de site informatique dès 1999 sous l'adresse www.ssdv.ch / www.sgdv.ch, c'est en novembre 2003 que le site officiel de la SSDV a été ouvert (www.derma.ch), grâce à l'énergie du professeur Alfred Eichmann de Zurich.

La Société et les associations régionales de dermatologues

Depuis la fin des années septante, les dermatologues praticiens de certaines régions ou cantons se sont regroupés en société, association ou groupement pour être un répondant face à leur société cantonale de médecine et pour défendre leurs intérêts économiques. En outre, ces associations organisent des réunions conviviales de formation continue. Depuis 2003, les présidents de ces groupements sont membres du comité élargi de la SSDV. La plus ancienne d'entre elles est le «Verein Kantonal Bernischer Dermatologen, VKBD», fondé en 1978, qui fêtait son 25e anniversaire en 2003. Actuellement il y a onze associations régionales de dermatologues, qui sont par ordre alphabétique: Argovie, Bâle-Ville et Bâle-Campagne, Berne, Fribourg, Genève, Neuchâtel, Soleure, Tessin, Valais, Vaud et Zurich.

La Société, les prix et les bourses

Notre Société a la chance de pouvoir compter sur plusieurs prix et bourses décernés en principe chaque année. C'est l'occasion ici de remercier les différentes fondations qui encouragent la formation et la recherche des dermatologues suisses.

Le Fonds Louis Widmer: Créé en 1967 par Louis Edouard Widmer et Louis Max Widmer, le but de ce fonds est d'attribuer des bourses à de jeunes dermatologues suisses pour des stages de formation ou pour des travaux de recherche.

La Fondation Spirig: Fondée le 27 avril 1987, cette fondation attribue chaque année des bourses à des dermatologues ou chercheurs pour des projets de recherche ou pour des travaux publiés de très haute qualité. C'est le comité de la SSDV qui propose les lauréats au comité de la Fondation.

Le Prix Roche (anciennement Prix Sauter, puis Prix Sauter-Roche), créé en 1985, il récompense soit des chercheurs ou des équipes de chercheurs travaillant dans une clinique de dermatologie ou un institut universitaire soit des dermatologues praticiens, pour l'excellence de leurs travaux de recherche. Le comité d'attribution est composé d'experts externes (membres correspondants), du président de la SSDV et d'un représentant de Roche.

Le Prix Walter Burckhardt: Ce prix est offert par la fondation pour la recherche sur l'eczéma de contact, fondée en 2000. Il est destiné à récompenser un travail de recherche clinique ou fondamentale de haute qualité sur l'eczéma de contact allergique ou irritatif.

Médaille et Prix Wilhelm Lutz de la Fondation Alfred Marchionini: Cette fondation, créée en 1982 par Madame Eva Hermann, Hermal-Chemie, en souvenir de l'ancien directeur de la Clinique de dermatologie de Munich, a attribué entre 1983 et 1998 soit une médaille à un dermatologue suisse pour ses mérites, soit, tous les deux ans, un prix d'encouragement pour un jeune chercheur.

La Bourse de recherche Convatec: Cette bourse de recherche a eu pour but d'encourager la recherche scientifique dans le domaine de la dermatologie et de la vénéréologie. Elle a été attribuée de 1994 à 1998 à des chercheurs en Suisse ou à des chercheurs suisses à l'étranger.

Conclusion

Une société, bien que petite, n'échappe ni à un certain processus de mondialisation ni aux différentes réglementations que notre époque nous impose. Le monde suisse de la santé a dû prendre conscience ces derniers temps que le paquebot sur lequel il se trouve devient ingouvernable. Une multitude de mesures ont été prises dans toutes les directions pour essayer de retrouver une ligne qui assure une pérennité à l'ensemble de l'édifice. Notre spécialité est chahutée, elle aussi. Elle a de la difficulté à justifier et à défendre certaines de ses sous-spécialités. Je pense à la dermato-histopathologie, à l'andrologie et à l'allergologie. La liste risque malheureusement de s'allonger si la Société ne continue pas à s'engager activement pour les défendre.

Finalement, je mentionnerais un défi important pour l'avenir de notre spécialité, la dermatologie cosmétique. Ce domaine mérite d'être traité avec beaucoup d'attention. J'aimerais relever les réflexions du Dr Jean-Paul Gabbud dans un éditorial de l'an 2000, où il citait une exclamation d'une patiente de San Francisco «I didn't know that dermatologists are doctors» ou une remarque du professeur Breit de Munich, qui s'exclamait après un congrès de l'AAD: «la dermatologie américaine a vendu son âme à la cosmétologie.» Six ans de formation universitaire, cinq à huit ans de formation post-graduée ne sont-ils pas un peu beaucoup pour enlever les poils, atténuer ou combler des rides, faire disparaître des vaisseaux ou atténuer une hyperhydrose? Il ne faut certes pas sous-estimer ces domaines et si nous ne nous en occupons pas, d'autres le feront à notre place. Mais nous ne devons jamais oublier que les tâches primordiales de notre spécialité sont la connaissance et les soins des maladies touchant à la peau. Devenant «dermatologues-cosmétologues» nous risquons d'être relégués au deuxième plan et de voir la dermatologie en tant que spécialité médicale être pratiquée par des médecins de premier recours et d'autres spécialistes. Une telle évolution aurait certainement aussi des conséquences graves pour l'avenir des services universitaires.

Ces dix prochaines années vont être aussi passionnantes que ces dix dernières. Des priorités judicieuses devront être mises parmi la multitude de sujets qui devront être étudiés. Je souhaite que nous soyons capables de saisir les occasions qui se présenteront à nous, et à la Société de continuer à développer et à améliorer cette belle spécialité qui est la nôtre.

«Que la fête organisée le 24 avril 2013 soit belle!»

Pour terminer, je vous rappelle la conclusion du président Panizzon lors de son rapport final de 2002, une adaptation d'une phrase de John F. Kennedy:

«Ne demandez pas ce que la SSDV peut faire pour vous, mais posez-vous plutôt la question de savoir ce que vous pouvez faire pour la SSDV.»

3. LA SSDV 1913-2003: TABLEAUX SYNOPTIQUES

EDGAR FRENK, FÉLIX GUEISSAZ

TABLEAU 1

RÉUNIONS ANNUELLES DE LA SOCIÉTÉ SUISSE DE DERMATOLOGIE ET VÉNÉROLOGIE, 1913-2003:

1913 Genève	1944 Zurich	1969 Lausanne	1994 Zurich
1914 Berne	1945 Berne	1970 Zurich	1995 Bâle
1919 Lausanne	1946 Montreux	1971 Bâle	1996 Genève
1920 Zurich	1947 Genève	1972 Genève	1997 Berne
1921 Bâle	1948 Bâle	1973 Berne	1998 Lausanne
1922 Genève	1949 Lausanne	1974 Lausanne	1999 Zurich
1923 Lugano	1950 Zurich	1975 Zurich	2000 Bâle
1924 Lucerne	1951 Berne	1976 Bâle	2001 Genève
1925 Zurich	1952 Genève	1977 Genève	2002 Berne
1926 Berne	1953 Bâle	1978 Berne	2003 Lausanne
1927 Lausanne	1954 Lausanne	1979 Lausanne	
1928 Bâle	1955 Zurich	1980 Zurich	
1929 Genève	1956 Berne	1981 Bâle	
1930 Neuchâtel	1957 Genève	1982 Genève	
1931 Neuchâtel	1958 Bâle	1983 Berne	
1932 Aarau	1959 Lausanne	1984 Lausanne	
1933 Bâle	1960 Zurich	1985 Zurich	
1934 Lausanne	1961 Berne	1986 Bâle	
1935 Lucerne	1962 Genève	1987 Genève	
1936 Zurich	1963 Bâle	1988 Lausanne	
1937 Berne	1964 Lausanne	1989 Zurich	
1938 Genève	1965 Zurich	1990 Bâle	
1940 Bâle	1966 Berne	1991 Genève	
1942 Lucerne	1967 Bâle	1992 Berne	
1943 Lausanne	1968 Genève	1993 Lausanne	

Tableau 2
Colloques de printemps et cours de perfectionnement* de la SSDV, 1947-2003:

1947 Bâle	1962 Fribourg	1977 Berne*	1992 Bâle*
1948 Berne	1963 Lucerne	1978 Ermatingen	1993 Scuol
1949 Bellinzone	1964 Bellinzone	1979 Lausanne*	1994 Berne*
1950 Aarau	1965 Zoug	1980 Mendrisio	1995 Fribourg
1951 Bienne	1966 Thoune	1981 Genève*	1996 Lausanne*
1952 Lucerne	1967 Bienne	1982 Lucerne	1997 Zurich*
1953 Neuchâtel	1968 Sion	1983 Bâle*	1998 Bâle*
1954 Bienne	1969 Schaffhouse	1984 Fribourg	1999 Saint-Gall
1955 Berne	1970 Neuchâtel	1985 Bâle*	2000 Locarno
1956 Aarau	1971 Bâle*	1986 Glaris	2001 Lausanne*
1957 Bellinzone	1972 Locarno	1987 Zurich*	2002 Neuchâtel
1958 Neuchâtel	1973 Zurich*	1988 Schaffhouse	2003 Genève*
1959 Bienne	1974 Saint-Gall	1989 Berne*	
1960 Berne	1975 Lausanne*	1990 Leysin*	
1961 Baden	1976 Vevey	1991 Interlaken	

Tableau 3
Présidents de la SSDV, 1913-2003:

1913-1914	H. Oltramare, Genève	1948-1951	P. Robert, Berne
1914-1915	J. Jadassohn, Berne	1951-1954	W. Jadassohn, Genève
1915-1919	E. Dind, Lausanne	1954-1955	H. Fuchs, Bâle
1919-1920	B. Bloch, Zurich	1955-1957	H. Stauffer, Aarau
1920-1921	F. Lewandowski, Bâle	1957-1960	R. Paillard, Genève
1921-1922	H. Oltramare, Genève	1960-1963	W. Burckhardt, Zurich
1922-1923	G. B. Antonietti, Lugano	1963-1966	F. Tenchio, Bellinzone
1923-1924	M. Winkler, Lucerne	1966-1969	H. Kuske, Berne
1924-1925	B. Bloch, Zurich	1969-1972	F. Favre, Bienne
1915-1926	O. Nägeli, Berne	1972-1975	R. Schuppli, Bâle
1926-1927	E. Ramel, Lausanne	1975-1978	P. Bigliardi, Ermatingen
1927-1928	W. Lutz, Bâle	1978-1981	J. Delacrétaz, Lausanne
1928-1929	Ch. Du Bois, Genève	1981-1984	R. Mazzi, Locarno
1929-1931	R. Chable, Neuchâtel	1984-1987	A. Krebs, Berne
1931-1932	H. Stauffer, Aarau	1987-1990	A. A. Ramelet, Lausanne
1932-1935	W. Lutz, Bâle	1990-1993	T. Rufli, Bâle
1935-1938	G. Miescher, Zurich	1993-1996	H. Perroud, Fribourg
1938-1941	E. Ramel, Lausanne	1996-1999	J. P. Gabbud, Berne
1941-1945	W. Lutz, Bâle	1999-2002	R. Panizzon, Lausanne
1945-1948	A. Lassueur, Lausanne	2002-	F. Gueissaz, Neuchâtel

Tableau 4
Secrétaires de la SSDV, 1913-2002 :

1913-1919	Ch. Du Bois, Genève	1929-1931	G. Meyer, Neuchâtel
1919-1920	G. Miescher, Zurich	1931-1932	A. Schrafl, Zurich
1920-1921	W. Lutz, Bâle	1932-1933	A. Ackermann
1921-1922	Ch. Du Bois, Genève	1935-1938	W. Burckhardt, Zurich
1922-1923	H. Jaeger, Zurich	1940-1958	W. Lutz, Bâle
1923-1924	R. Guggenheim, Zurich	1958-1963	W. Jadassohn, Genève
1924-1925	J. Pernet, Zurich	1963-1971	W. Burckhardt, Zurich
1925-1926	E. Stettler, Berne	1971-1987	K. Schwarz, Zurich
1926-1927	R. Gonin, Lausanne	1987-1996	E. Frenk, Lausanne
1928-1929	W. Lutz, Bâle	1996-2002	A. Eichmann, Zurich

Jusqu'en 1987 le secrétaire était également caissier, charge assumée depuis lors par Alice Konzelmann, H. Pfrunder et Carmen Laetsch. Depuis 2002 le secrétariat est confié à un juriste.

Tableau 5
Membres d'honneur de la SSDV, 1913-2003:

1919	J. Jadassohn, Berne/Breslau	1984	F. Favre, Bienne
1926	B. Bloch, Zurich	1989	P. Bigliardi, Schaffhouse
1926	E. Dind, Lausanne	1989	A. Krebs, Berne
1926	H. Oltramare, Genève	1989	U. W. Schnyder, Zurich
1936	M. Winkler, Lucerne	1989	K. Schwarz, Zurich
1940	Ch. Du Bois, Genève	1994	B. Mevorah, Lausanne/Tel Aviv
1947	A. Lassueur, Lausanne	2000	E. Frenk, Lausanne
1952	W. Jadassohn, Genève	2000	E. Jung, Mannheim
1969	W. Burckhardt, Zurich	2001	J. M. Paschoud
1972	R. Schuppli, Bâle	2001	H. Peroud, Fribourg
1972	H. Storck, Zurich	2001	A. A. Ramelet, Lausanne
1983	J. Delacrétaz, Lausanne	2002	F. Gilliet, Bellinzone
1983	P. Laugier, Genève	2003	B. Wüthrich, Zurich
1984	O. Braun-Falco, Munich		

Tableau 6
Membres de la Société suisse de dermatologie et vénéréologie, 1913-2003:

1913	15	1963	140
1923	63	1973	159
1934	91	1983	198
1943	96	1993	295
1953	116	2003	385

DIE SCHWEIZERISCHE GESELLSCHAFT (STIFTUNG) ZUR BEKÄMPFUNG DER GESCHLECHTSKRANKHEITEN

ALFRED EICHMANN

DIE GRÜNDUNG DER SCHWEIZERISCHEN GESELLSCHAFT ZUR BEKÄMPFUNG DER GESCHLECHTSKRANKHEITEN

Frühe, in die zweite Hälfte des 19. Jahrhunderts zurückgehende Bemühungen zur Bekämpfung der Geschlechtskrankheiten wurden kürzlich für die Westschweiz zusammengestellt (3). Zur Zeit des 1. Weltkrieges kam es in der Schweiz zu einem beunruhigenden Anstieg der Neuinfektionen mit venerischen Krankheiten. 1918 zählte man an beiden dermatologischen Polikliniken in Zürich 435 Neuinfektionen mit Syphilis. Schätzungsweise 30% der Geschlechtskrankheiten unseres Landes wurden damals an den dermatologischen Spezialkliniken behandelt. Damit kommt man, allein für die Region Zürich, hochgerechnet auf rund 1300 Syphilisinfektionen im Jahr 1918 (1).

Diese alarmierende Situation führte 1918 unter der Initiative von Prof. Bruno Bloch, erster Ordinarius für Haut - und Geschlechtskrankheiten in Zürich, zur Gründung der Schweizerischen Gesellschaft zur Bekämpfung der Geschlechtskrankheiten. Die Gründungsversammlung erfolgte am 24. Februar 1918 in Bern. Prof. Bruno Bloch wurde zum ersten Präsidenten der Gesellschaft gewählt. Im Vorstand (30 Mitglieder!) der Gesellschaft finden wir u.a. Prof. Lewandowski (Direktor der dermatologischen Klinik Basel), Prof. Oltramare (Directeur de la clinique dermatologique, Genève), PD Max Tièche (Leiter der Städtischen Poliklinik Zürich). Neben diesen Fachspezialisten waren Persönlichkeiten aus Politik, Militär und Kirche im Vorstand vertreten. Weiter waren auch Vertreter/innen von Sittlichkeits- und Frauenvereinen im Vorstand zu finden. Bruno Bloch erklärte Prävention und Aufklärung zu den primären Zielen der Gesellschaft (4). Schon früh bildeten Regionen und Kantone Untersektionen; eine der ersten war die am 5. Dezember 1923 gegründete Sektion Zürich.

In den folgenden Jahren gelang es der Gesellschaft die medizinischen Aspekte in den Vordergrund zu stellen. Bisher waren Geschlechtskrankheiten hauptsächlich an moralische Aspekte geknüpft (5).

Aktivitäten bis 1969

Anfänglich fanden jährlich Versammlungen statt. Die Präsidenten stammten alternierend aus der Deutschschweiz und der Romandie. Ab 1945 war Walter Burckhardt, damals Chefarzt der Städtischen Poliklinik Zürich, Präsident der Gesellschaft bis zu ihrer Auflösung 1964. 1950 wurden die Satzungen der Gesellschaft revidiert und neu gedruckt (Schweizerische Landesbibliothek: V Schweiz 453).

Die Tätigkeit der Gesellschaft war vorwiegend auf die Aufklärung der verschiedenen sozialen Schichten über Geschlechtsverkehr ausgerichtet. Die systematische Aufklärung erfolgte mit Merkblättern, Broschüren, Postern, Moulagen und Diapositiven (5). Auch das Medium Film wurde eingesetzt. Der Aufklärungsfilm zur Syphilis «Feind im Blut» wurde von der Gesellschaft in Auftrag gegeben und finanziert. Der Film erzielte in der ganzen Schweiz einen vielbeachteten Publikumserfolg (2). Im Hinblick auf Schutzmittel agierte die Gesellschaft eher konservativ. Sie plädierte weiterhin für sexuelle Abstinenz. Damit war sie nicht fortschrittlicher als die rührigen Sittlichkeitsvereine (4). Auch über neue Untersuchungsmethoden und Therapien von Geschlechtskrankheiten wurde an den Jahresversammlungen berichtet.

Die immer wirksameren Therapien der Geschlechtskrankheiten durch Antibiotika führten zu einem Rückgang der Infektionszahlen und entsprechend erlahmte das Interesse der Mitglieder an der Gesellschaft. Die Jahresversammlungen wurden schlechter besucht. Einige wenige Dermatologen waren die einzigen Versammlungsteilnehmer. So entschloss man sich an der Jahresversammlung der Schweizerischen Gesellschaft für Dermatologie und Venerologie (SGDV) 1964 in Lausanne, die Schweizerische Gesellschaft zur Bekämpfung der Geschlechtskrankheiten aufzulösen. Die Aufgaben und das Vermögen der Gesellschaft wurden an die SGDV überwiesen. Ihre Mitglieder hatten sowieso den harten Kern der Gesellschaft zur Bekämpfung der Geschlechtskrankheiten gebildet (Bulletins de la Société suisse pour la lutte contre les maladies vénériennes, 1923-1931, 1938, 1941-1965. In: Bulletins des Eidgenössischen Gesundheitsamtes, Bern 1923-1931, 1938, 1941-1965).

GRÜNDUNG DER STIFTUNG ZUR BEKÄMPFUNG DER GESCHLECHTSKRANKHEITEN

Die Gründung dieser Stiftung wurde von der SGDV am Frühjahreskolloquium 17./18. Mai 1969 beschlossen. Im Oktober 1969 wurde auf dem Notariat des Stadtkreises Zürich-Fluntern die Stiftungsurkunde von Prof. Walter Burckhardt unterzeichnet und dort deponiert. Das Anfangskapital der Stiftung von Fr. 41 418.00 war das hinterlassene Vermögen der ursprünglichen Gesellschaft zur Bekämpfung der Geschlechtskrankheiten. Nach der Satzung bestand der Stiftungsrat aus 3 Mitgliedern. Prof. Walter Burckhardt war der erste Präsident. Die Kontrollstelle war von nun an die SGDV. Je ein Stiftungsrat stammte aus dem Tessin und der Romandie.

Die Aktivitäten der Stiftung verlagerten sich mehr und mehr in die Unterstützung von medizinischen Projekten im Bereich der Venerologie. Vorab wurden jetzt wissenschaftliche Arbeiten aus dem Gebiet der sexuell übertragbaren Krankheiten und Spezialausbildungen von Dermatologen/-innen auf diesem Sektor, sowie die Herstellung und Propagierung von Informationsmaterial über diese Krankheiten unterstützt.

Nach dem Tod von Walter Burckhardt (1971), wurde Prof. Kaspar Schwarz Präsident der Stiftung. Nach seinem Rücktritt als Chefarzt der Städtischen Poliklinik wurde sein Nachfolger, Prof. Alfred Eichmann, Präsident der Stiftung. Durch ihn konnte ein enger Kontakt mit der Deutschen Gesellschaft zur Bekämpfung der Geschlechtskrankheiten hergestellt werden, was auch mit einem Einsitz im Vorstand verbunden war. Von einer Fusion mit der Deutschen Gesellschaft zur Bekämpfung der Geschlechtskrankheiten wollte die SGDV aber Abstand nehmen. 1990 wurde von A. Eichmann eine Revision und Anpassung der Stiftungsstatuten in Auftrag gegeben. Nach seinem Ausscheiden als Chefarzt des Dermatologischen Ambulatoriums der Stadt Zürich wurde sein Nachfolger, PD Dr. Stefan Lautenschlager von der SGDV als Stiftungspräsident gewählt. Mit den Stiftungsräten Dr. M. Scolari, Genève und Dr. C. Mainetti, Bellinzona, bildete man eine neue Generation des Stiftungsrates.

Herrn Dr. M. Geiges, Zürich, danke ich für die Beschaffung wichtiger Primärliteratur.

Literatur

1) Bohnenblust A.: Die Frequenz der Syphilis und der Gonorrhoe an den Schweizerischen Polikliniken für Dermatologie und Venerologie 1917-1966. Diss. Universität Zürich. Juris-Verlag 1967.

2) Egli J.: Feind im Blut. Die Produktions-, Rezeptions- und Distributionsgeschichte eines frühen Syphilis-Films. Lizentiatsarbeit Phil. I, Universität Zürich 1999.

3) Malherbe N.: Péril vénérien, la lutte contre les maladies sexuellement transmissibles à Lausanne et à Neuchâtel avant l'apparition du SIDA. Editions Alphil, Neuchâtel, 2002

4) Puenzieux D., Ruckstuhl B.: Medizin, Moral und Sexualität: Bekämpfung der Geschlechtskrankheiten in Zürich 1870-1920. Diss. Universität Zürich 1994.

5) Silberschmitt D.: Die Aufklärungstätigkeit der Schweizerischen Gesellschaft zur Bekämpfung der Geschlechtskrankheiten von ihrer Gründung bis 1930. Historisches Seminar Universität Zürich 2001.

TABLE DES MATIÈRES / INHALTSVERZEICHNIS

Liste des auteurs / Autoren 8

Préface. Félix Gueissaz, président de la SSDV 11

Vorwort 12

Prefazione 13

Prefaziun 14

DERMATOLOGIE UND VENEROLOGIE IM 18. UND 19. JAHRHUNDERT 15

    Die Anfänge der Dermatologie und Venerologie im 18. und 19. Jahrhundert, ein kurzer Überblick.
    Edgar Frenk 17

DIE UNIVERSITÄTSKLINIKEN UND -INSTITUTE /
LES CLINIQUES ET INSTITUTS UNIVERSITAIRES 25

    La Clinique de dermatologie de Genève. Paul Laugier,
    Nicole Hunziker, Monika Harms 27

    Le Service de dermatologie et vénéréologie du Centre hospitalier universitaire vaudois Lausanne.
    Edgar Frenk 49

    Die Dermatologische Universitätsklinik und -Poliklinik Bern.
    Urs Boschung, Nikhil Yawalkar, Lasse R. Braathen 65

    Dermatologen und Dermatologie an der Universität Basel 1460-1913. Die Dermatologische Universitätsklinik Basel 1913-2003.
    Theo Rufli 89

    Die Dermatologische Klinik des Kantonsspitals Zürich.
    Michael L. Geiges, Günter Burg. 109

    Die Moulagensammlung der Universität Zürich.
    Michael L. Geiges 133

INHALTSVERZEICHNIS / TABLE DES MATIÈRES

ANDERE DERMATOLOGISCHE POLIKLINIKEN UND ABTEILUNGEN 139

Die Städtische Poliklinik Zürich für Haut- und
Geschlechtskrankheiten. Stefan Lautenschlager,
Alfred Eichmann 141

Dermatologische Abteilungen an anderen Schweizer
Spitälern 149

> Einleitung.
> Peter Itin 149
>
> Die dermatologische Abteilung des Ente Ospedaliero
> Cantonale a Bellinzona.
> Carlo Mainetti, Patrizia Carrozza, François Gilliet 151
>
> Dermatologische Abteilung des Kantonsspitals Luzern.
> Christoph U. Brand 157
>
> Abteilung für Dermatologie am Kantonsspital Aarau.
> Peter Itin, Dieter Conen 159

DERMATOLOGISCHE GESELLSCHAFTEN /
ASSOCIATIONS DERMATOLOGIQUES 163

La Société suisse de dermatologie et vénéréologie /
Die Schweizerische Gesellschaft für Dermatologie und
Venerologie 165

> 1. La Société suisse de dermatologie et vénéréologie,
> telle qu'elle se présente dans ses archives: 1913-1993.
> Edgar Frenk 165
>
> 2. Les années 1993-2003: Dix ans de vie d'une société –
> Dix ans de mutations dans la continuité.
> Félix Gueissaz 181
>
> 3. La SSDV 1913-2003 : Tableaux synoptiques
> Edgar Frenk, Félix Gueissaz 193

Die Schweizerische Stiftung zur Bekämpfung der Geschlechtskrankheiten.
Alfred Eichmann 199

Achevé d'imprimer

en août 2004

sur les presses de l'Imprimerie jurassienne, à Delémont

aux Editions Alphil

Imprimé en Suisse

Conception graphique et maquette:

Teddy Nusbaumer, Delémont.